Tebie De Hehu
**Nüzhigong "Wuqi" Baohu Yu
"Liangai" Yufang Zhishi Duben**

特别的呵护

女职工"五期"保护与"两癌"预防知识读本

钮文异◎主编

中国工人出版社

图书在版编目（CIP）数据

特别的呵护：女职工"五期"保护与"两癌"预防知识读本/钮文异主编.—北京：中国工人出版社，2015.2
　ISBN 978-7-5008-6072-3

Ⅰ.①特… Ⅱ.①钮… Ⅲ.①女职工－保健－基本知识 Ⅳ.①R173

中国版本图书馆CIP数据核字（2015）第039632号

特别的呵护：女职工"五期"保护与"两癌"预防知识读本

出 版 人	李庆堂
责任编辑	石钰艳
责任校对	赵贵芬
责任印制	栾征宇
出版发行	中国工人出版社
地　　址	北京市东城区鼓楼外大街45号 邮编：100120
网　　址	http://www.wp-china.com
电　　话	（010）62350006（总编室）　（010）62005039（出版物流部） （010）62382916（职工教育分社）
发行热线	（010）62005996　（010）82075964（传真）
经　　销	各地书店
印　　刷	河北景丰印刷有限公司
开　　本	710毫米×1000毫米　1/16
印　　张	11.25
字　　数	191千字
版　　次	2015年3月第1版　2020年11月第6次印刷
定　　价	29.80元

本书如有破损、缺页、装订错误，请与本社出版物流部联系更换
版权所有　侵权必究

前言

女职工是中国工人阶级的重要组成部分，是推动改革发展稳定的重要力量，改革开放三十多年来，亿万女职工以高度的主人翁责任感，与祖国共命运、与时代齐奋进，坚定信念、开拓创新，在推动改革、促进发展、维护稳定中做出了卓越贡献。然而，当前我国社会正处于快速转型期，持续快速的社会节奏，不断加大的工作压力、生活压力以及各种利益诉求交织下的复杂社会环境，使人们的心理开始承受超量负荷，从而滋生焦虑、压抑、无助感、职业倦怠等各种不良精神状态。

女职工是社会和家庭的中坚力量，既是单位的骨干又是家庭的栋梁，她们在参加工作的同时，还要照顾老人、抚育子女，无论在社会还是在家庭都处于承上启下的角色；她们每天在为事业、家庭、子女奔波的同时，还要在上下级、同事、姻亲等等纵横交错的人际关系中角逐，既繁忙又劳碌。她们扮演着妻子、母亲、儿媳、职工等多重角色，所承受的内外压力更为复杂。现代生活节奏加快，工作压力大，很多女职工往往忙于工作和家庭，忽视自身的健康，甚至已患病都没有察觉。

为了让女性职工得到更多的关爱，提高女性职工自我保健意识，提高"两癌"（乳腺癌和宫颈癌）早诊早治率，一直以来，各地工会出台了相关的政策、实施了各项举措，通过讲座培训、开展"两癌"筛查活动，为女性职工送去"两癌"防治知识，让女职工了解自己的身体状况，做到早发现、早治疗、早康复，增强女职工健康的保障能力，努力为女职工办实事、做好事、解难事，提升家庭幸福指数，促进家庭幸福美满，让广大女职工感受到工会"娘家人"的温暖。

同时，由于女职工自身生理的特殊性，各级政府、企事业单位对女

职工"五期"（经期、孕期、产期、哺乳期和更年期）从政策上和制度上提供了具体的保护，这是对女职工的安全健康实施全面保护。

基于此，我们邀请北京大学医学部公共卫生学院钮文异教授主持编写了《特别的呵护——女职工"五期"保护与"两癌"预防知识读本》。本书分上下篇，分别对影响、威胁女职工健康的知识进行了普及。上篇主要围绕女职工"五期"的知识进行阐述。"五期"保护是指对女性生理机能变化过程中的保护，一般指女职工的经期、孕期、产期、哺乳期、更年期的保护。这种保护，不仅是对女职工本身，同时也是对下一代安全和健康的保护。下篇主要介绍"两癌"预防知识。"两癌"指的是乳腺癌和宫颈癌，这对女性健康和生命构成严重威胁，而宫颈癌、乳腺癌有一个共同特点——通过检查能够达到早期发现、早期诊断、早期治疗。

应对女职工不同阶段的身心特点，女性自身的重要任务就是重新调整心态，适应社会变革的需要，迎接社会的挑战，在激烈的社会竞争中，寻找和确立自己的生存位置和发展空间，并树立一种主动关爱"自我"的积极态度和主动意识。当女职工充分了解自身的内外特点时，将能及时调整自我，让身心达到最佳的协调状态。

目录

上篇　女职工"五期"保护

第1章　经期保护

1.1 什么是月经	3
1.2 女职工经期表现有哪些	3
1.3 经期反应类型有哪些	4
1.4 经期饮食保养要点	6
1.5 经期运动注意事项	7
1.6 经期劳动注意事项	8
1.7 经期其他禁忌事项	9
1.8 经期保健常识	10
1.9 经期卫生常识	11
1.10 经期用品常识	12
1.11 经期头痛护理	14
1.12 经期痛经护理	15
1.13 经期皮肤护理	16
1.14 经期休假规定	17
1.15 女工较多的企业是否应设置女工卫生室	17

第2章　孕期保护

2.1 什么是孕期	19
2.2 什么是孕期检查	19

2.3 孕期检查的好处	20
2.4 孕前保健注意事项	21
2.5 孕期日常护理	22
2.6 孕期皮肤护理	25
2.7 孕期乳房护理	27
2.8 孕期私处护理	28
2.9 孕期的饮食注意事项	28
2.10 孕期的营养保健常识	31
2.11 孕期的心理表现	34
2.12 如何预防孕期抑郁	35
2.13 孕期安全注意事项	36
2.14 女职工孕期运动注意事项	37
2.15 孕期如何防辐射	38
2.16 孕期禁忌从事的劳动范围	40
2.17 孕期工作上享有哪些特殊保护	41
2.18 女职工孕期在解除劳动合同上享有哪些特殊保护	42

第3章 产褥期保护

3.1 什么是产褥期	43
3.2 产褥期休息环境有什么要求	44
3.3 产褥期饮食要求	45
3.4 产褥期日常护理	49
3.5 坐月子注意事项	50
3.6 产后如何保持口腔清洁	52
3.7 产后何时开始哺乳最好	53
3.8 产后何时开始性生活	56
3.9 产后多久可以运动	57
3.10 产后如何进行锻炼	58
3.11 产后抑郁症有哪些表现及应对方法	60
3.12 产假有何规定	63

3.13 流产能够享受产假吗 … 63
3.14 生育二胎能够享受产假吗 … 64
3.15 产假期间工资如何发放 … 65
3.16 生育保险如何报销 … 65
3.17 产假期间劳动合同到期怎么办 … 66

第4章 哺乳期保护

4.1 什么是哺乳期 … 67
4.2 母乳喂养多长时间合适 … 67
4.3 母乳喂养要注意什么 … 69
4.4 哺乳期如何母乳喂养 … 71
4.5 哺乳期饮食要求 … 72
4.6 哺乳期饮食注意事项 … 74
4.7 哺乳期哪些饮品不能喝 … 75
4.8 哺乳期哪些水果不能吃 … 76
4.9 哺乳期用药原则 … 77
4.10 哺乳期乳房护理方法 … 79
4.11 哺乳期皮肤护理方法 … 82
4.12 哺乳期如何避孕 … 83
4.13 哺乳期感冒了怎么办 … 84
4.14 哺乳期常见心理问题 … 85
4.15 哺乳期如何美体健身 … 86
4.16 哺乳期如何减肥 … 87
4.17 哺乳期哺乳时间有何规定 … 88
4.18 在哺乳期间禁忌从事的劳动范围 … 89
4.19 哺乳期可以解除劳动合同吗 … 89

第5章 更年期保护

5.1 什么是更年期、更年期综合征 … 90
5.2 更年期有什么症状 … 90

5.3 更年期对女职工有什么影响	91
5.4 更年期提前的原因	92
5.5 哪些女性容易更年期提前	93
5.6 如何预防更年期提前	95
5.7 预防更年期提前吃什么好	96
5.8 如何预防隐性更年期的发生	98
5.9 怎样应对更年期	99
5.10 更年期的饮食保健	100
5.11 更年期的日常保健	101
5.12 更年期如何改善睡眠	103
5.13 更年期如何保养皮肤	104
5.14 进入更年期后需防哪些病	105
5.15 更年期症状如何调节	106

下篇　女职工"两癌"预防知识

第1章　乳腺癌认识

1.1 什么是乳腺及乳腺癌	111
1.2 乳腺癌的易发人群	112
1.3 乳腺癌发病的危险因素	113
1.4 乳腺癌的病发阶段	114
1.5 乳腺癌的治疗方法	116
1.6 乳腺癌的初期信号	117
1.7 乳腺癌的早期症状	119
1.8 乳腺癌的晚期症状	121
1.9 乳腺癌的术后护理	122
1.10 不同阶段乳腺癌患者的饮食要求	123
1.11 乳腺癌的预防	125
1.12 预防乳腺癌要因人而异	127

  1.13 学会自检,远离乳腺癌   128

  1.14 乳腺癌与生活习惯密切相关   130

第2章 宫颈癌认识

  2.1 什么是宫颈   133

  2.2 常见的宫颈疾病有哪些   133

  2.3 宫颈疾病有哪些危害   134

  2.4 什么是宫颈癌   136

  2.5 宫颈癌有什么危害   137

  2.6 引发宫颈癌的原因   138

  2.7 宫颈癌的高危人群   138

  2.8 宫颈癌的分期   139

  2.9 宫颈癌早期症状有哪些   140

  2.10 宫颈癌的晚期症状   141

  2.11 宫颈癌容易与哪些疾病混淆   143

  2.12 宫颈癌的治疗方法   145

  2.13 宫颈癌的治疗误区   146

  2.14 宫颈癌的预防方法   148

  2.15 宫颈癌的保健常识   149

  2.16 宫颈癌与生活习惯密切相关   150

  2.17 预防宫颈癌的饮食要求   151

  2.18 宫颈癌患者术后饮食护理   153

  2.19 宫颈癌患者的心理表现   156

第3章 两癌筛查

  3.1 两癌筛查指的是什么   157

  3.2 乳腺癌筛查的好处   157

  3.3 乳腺癌筛查的适用对象   158

  3.4 乳腺癌筛查间隔时长   159

  3.5 乳腺癌筛查的常用方法   159

3.6 宫颈癌筛查的意义　160
3.7 宫颈癌筛查的适用对象　161
3.8 宫颈癌应间隔多久筛查一次　161
3.9 宫颈癌筛查的常用方法　161
3.10 宫颈癌筛查注意事项　163

附录1 《女职工劳动保护特别规定》　164
附录2 女职工禁忌从事的劳动范围　167

上 篇
女职工"五期"保护

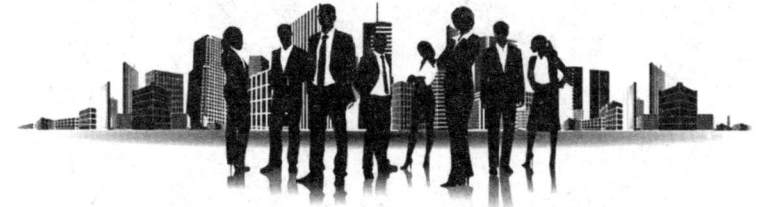

为维护女职工的合法权益，保护女职工身心健康及其子女的健康发育和成长，各级工会、各企事业单位都要加强女职工的"五期"保护。"五期"保护是指对女性生理机能变化过程中的保护，一般指女职工的经期、孕期、产期、哺乳期、更年期的保护。这种保护，不仅是对女职工本身，同时也是对下一代安全和健康的保护。

第1章 经期保护

1.1 什么是月经

月经又称为月事、月水、月信、例假、见红,中医称经血,因多数女性是每月出现1次而称为月经,它是指有规律的、周期性的子宫出血。

月经,是女性的生理现象。月经来潮时,可使正常的生理防御功能相对减弱,若不注意特殊保护,可能会引起月经不调或其他各种妇科疾病。

现代女性月经初潮平均在12.5岁。绝经年龄通常在45~55岁,其原因有排卵功能老化、雌激素分泌降低等方面因素有关。

月经的周期,一般以28天左右为一次。一次月经的持续时间在2~7天。

月经周期计算的方法:从上一次月经第一天算起,28天后就是第二次月经期开始,但由于体质、年龄、气候、地区和生活条件等因素的不同,月经周期也会有所差异。在28天前后7天的范围内,都属正常范围。

1.2 女职工经期表现有哪些

一些女性在月经来潮前会出现精神抑郁、焦虑、易怒、失眠、乳房胀疼、腹胀便秘等症状,从而影响日常生活和正常的学习、工作,医学上把这种情况称为经前期综合征。

经前期综合征最常见于30~40岁的育龄女性。典型的经前期综合征在经前一周开始,症状逐渐加重,至月经来潮前2~3天最为严重,月经

来潮后消失。如何才能缓解经前期综合征呢？

（1）加强锻炼

可做中等强度、规律性的有氧运动。如慢跑、游泳、骑自行车等。开始锻炼时宜采取散步，用轻快步调走2～3公里，每周4～5次，逐渐增加运动量。最主要的是持久、规律，这样可减轻抑郁症状。

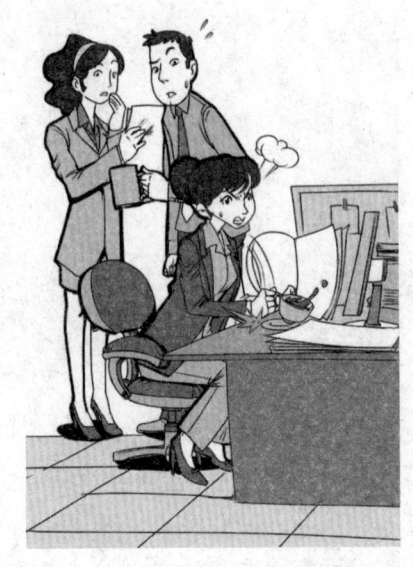

（2）调整饮食

合理增补矿物质（主要为Ca、Mg）、维生素（主要为维生素A、维生素B_6及维生素E），增加碳水化合物，减少糖、盐、咖啡因及酒精的摄入。

（3）放松心情

不要对这几天有畏难情绪，保持乐观、自信的态度可应付甚至预防出现一些不适的症状。

（4）药物治疗

利尿药、抗前列腺素药物、溴麦角环肽等，对治疗经前期综合征有一定作用。维生素B_6与其他药物合用，适用于情绪起伏较大的患者。服用复合维生素、微量元素以及中草药也有一定的缓解效果，切记要在医务人员指导下服用。

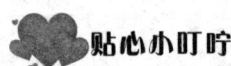贴心小叮咛

酸枣仁有养心安神、益阴敛汗的功能，对于月经血量不足、失眠多梦、心悸、盗汗和头晕等均有疗效。

平时爱喝茶的女性朋友，月经来前可多喝酸枣仁茶。

1.3 经期反应类型有哪些

通常在经期，女性会有一些生理反应，大致可分为以下几类：

(1) 怕冷型

一到经期,腹部就有受寒的感觉,经痛严重。经期通常会延迟,常会持续7天以上,经血暗红色,会夹杂血块流出。

改善小秘方:要做好保暖工作,可以穿厚内衣或厚袜。不要穿裙子或短裤,避免下半身受凉。建议吃温性食物。平常可用盆浴或泡脚来驱寒气。建议喝姜母茶与肉桂茶。

(2) 贫血型

容易头晕,猛地站起会眼冒金星,皮肤粗糙干燥,注意力不易集中。经血颜色是粉红色或浅红色,经血很稀,经期很短。月经迟来的情况很严重,有时会长达40天以上。即使经期结束了还是觉得全身无力。

改善小秘方:平常不要用眼或用脑过度,保持充足睡眠,日常饮食注意补血。每晚11时以前睡,若是睡不着可以喝杯热牛奶。多吃动物肝脏或其他补血食物。建议喝枣茶或枸杞茶,中药可用当归与龙眼。

(3) 虚弱型

经期前,双脚易浮肿,容易疲劳,且腰酸背痛,不太有食欲,容易感冒或拉肚子。几乎不会有经痛现象,经血是浅红色,有时量多有时量少,呈两极化。经期短,若是并发贫血,月经易迟来。新陈代谢较差,下半身易肥胖。

改善小秘方:三餐不能少,多吃好消化、营养均衡的食物。早餐一定要吃,吃东西时要细嚼慢咽。不适合做剧烈运动,可在晚餐后散步。建议喝杜仲茶与高丽参茶。中药可用莲子与黄芪。

(4) 压力过大型

经期前情绪焦虑不安,易怒。贪食与厌食两种现象交替呈现,下巴易长痘,同时可能便秘或拉肚子。每次月经痛症状不同,会随当时的身体状况改变,在经期前会腹胀或腹痛,但是月经一来这些症状会消失。经血是正常的红色,经期在4~5天。

改善小秘方:平常要学习控制情绪,日常生活作息要规律,经期可听音乐或喝花茶来安抚情绪。室内可多摆放些绿色植物,起床后亦可以做些简单的伸展运动。

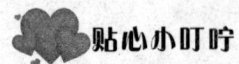

贴心小叮咛

从中医角度来看，要调节女性经前期及更年期的不良情绪，多从疏肝健脾理气入手。在此推荐几种家常食物，莲藕、萝卜、山楂、玫瑰花等。

1.4 经期饮食保养要点

女性月经期体质是最弱的，容易受到疾病的侵袭，因此，要了解经期饮食保养要点。

（1）不要食用生冷食品

在经期，一旦食用冷冻类食品，血液受温度的刺激，会形成血块，引起痛经，所以女性在经期要注意保暖，避免食用寒凉生冷食品。

避免食用：冰淇淋、经过冷冻的酸奶等食物。

（2）不要食用凉性食品

因为食用寒凉食物，寒气会进入体内导致气滞、血流缓慢，经血流而不畅，严重会导致月经不调。平时注意补充营养，多吃花生、桂圆、红枣等有补血效果的食品。

避免食用：蟹、田螺、海带、西瓜等属性偏凉的食品。

（3）不要食用酸涩食物

酸性食品味酸性寒，具有固涩收敛作用，会使血管收缩、血液涩滞，不利于经血的排出，特别是痛经者要忌食此类食物。

避免食用：泡菜、酸枣、米醋、酸辣菜、芒果、杏

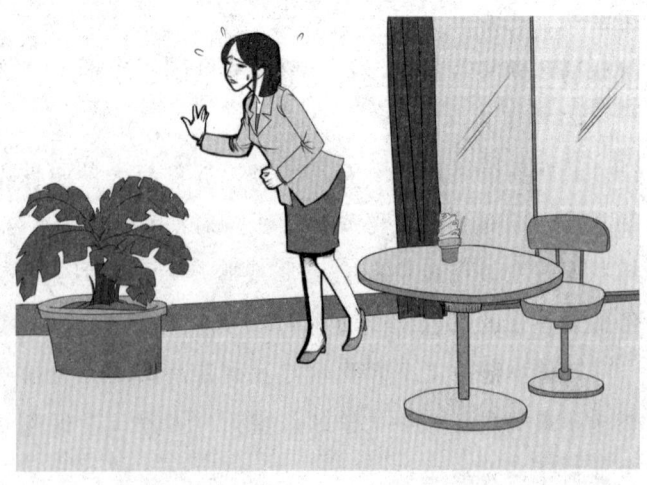

子、李子、杨梅、石榴、青梅、草莓、杨桃、樱桃、柠檬等。

（4）不要食用辛辣刺激性食物

食用辛辣类食品容易刺激血管扩张，造成血液循环紊乱，引起月经提前和经量过多。

避免食用：花椒、丁香、胡椒等。

（5）不要食用油炸类食品

经期女性油脂分泌增多，皮肤变得敏感。进食油炸食品，会增加肌肤负担，容易出现粉刺等。

避免食用：炸鸡翅、鸡柳、鸡丁、鸡米花等。

（6）不要饮用含咖啡因的饮料

咖啡因可以刺激神经和心血管，让情绪紧张、加重疼痛，或者导致经血过多。经期应不喝或少喝。

避免食用：咖啡、可乐、茶等。

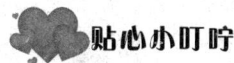 贴心小叮咛

若在经期内，忍不住吃了冰，可以多喝红糖生姜煮的水，来平衡体内血液循环，促使血液流畅。

1.5 经期运动注意事项

月经期间适当运动能调节身体，但如果运动不当，则会给身体带来很大伤害。月经期间运动应该注意以下几点：

（1）减少运动量

宜参加一些平时经常练习的运动项目，如慢跑、瑜伽等运动。

（2）避免剧烈运动

月经期间不宜参加如跳高、跳远、百米赛跑和踢足球等运动，也不宜进行俯卧撑、哑铃等增加腹压的力量性锻炼，以免经期流血过多。

（3）避免水中运动

勿参加跳水、游泳和水球等运动。也不宜洗冷水澡及用冷水洗脚部，

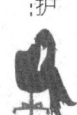

以免造成感染和月经失调。

（4）避免竞争激烈的比赛

月经期参加竞争激烈的比赛，容易因高度的精神紧张而导致内分泌功能紊乱，出现月经失调等症状。

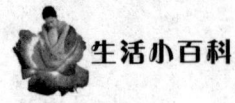生活小百科

女性月经期该如何运动

月经期间，许多女性会出现身体不适的情况。因此，在经期到来前三天，可以根据自己的情况来决定运动形式，以较为轻柔、舒缓、放松、拉伸的运动为主，如冥想型瑜伽、初级的形体操，或在家做一些简单的伸展动作。通过这些轻运动帮助身体血液顺利流通，缓解压力。运动期间，一定要避免对腹腔施压、避免将腿位抬得过高。如果感到疲劳或发现出血量突增或暴减的情况，需立即停止运动。经期第五天，身体开始恢复，此时可以开始进行慢走、慢跑等有氧运动。不过，还是要避免一些球类及负重较大的运动。

1.6 经期劳动注意事项

根据女性月经来潮的生理特点，《劳动法》和《女职工劳动保护特别规定》作了明确规定："女职工在经期，所在单位不得安排其从事高空、低温、冷水和国家规定的三级体力劳动强度的劳动。"

·月经期从事高空作业，因更换卫生用品不及时，细菌极易从阴道侵入盆腔、影响女职工身体健康。

·月经期从事低温、冷水作业，内脏器官会由于寒冷出现瘀血，子宫因瘀血而容易发生痛经，有的还会出现月经量过多、经期延长等现象。

·在经期从事三级体力劳动强度作业，可使生殖器官的功能受到一定的影响，女职工因负重过重而使腹压增加，引起子宫暂时性下降。在经期负重量大，容易出血过多，月经紊乱或致腰腹部疼痛等病症。

 生活小百科

什么是高空、低温、冷水、三级体力劳动作业

高空作业是指在坠落高度基准面2米以上（含2米）有可能坠落的高处进行作业，称为高空作业。

低温作业是指在生产劳动过程中，其工作地点平均气温等于或低于5℃的作业。

冷水作业是指在生产劳动过程中，操作人员接触冷水温度等于或小于12℃的作业。

三级体力劳动是指8小时工作日平均耗能为1328千卡/人，劳动时间率为73%，即净劳动时间为350分钟，相当于重强度劳动。

1.7 经期其他禁忌事项

一般来说每个月"好朋友"都会光顾一次，在那几天比较特殊的日子里，女性一定要学会呵护自己，给自己最好的照顾，轻松度过特殊的那几天。那么在经期女性要注意的问题有哪些？

（1）避免拔牙

经期不要拔牙，因为在月经期，女性体内的血小板数目减少，血液凝固性比平时降低，如果此时进行创伤性手术，包括拔牙处理，都可能难以止血，导致出血较平时手术更多、出血时间更长。月经期间女性的痛觉神经也比平时敏感，而且全身抵抗力较弱，所以月经期拔牙还会感觉疼痛加倍，且感染率大增。如果在月经期间做拔牙处理，必须面对拔牙完成后口腔内较长时间留有血腥味，从而导致食欲受影响。所以，建议一定要避开月经期拔牙。

（2）避免高歌

经期性腺激素分泌会发生变化，声带分泌物增多或充血、水肿，致使嗓音发生变化，声音变得闷暗、发干或沙哑，甚至出现破裂声，音调可变低、变小，起声困难，说话容易疲劳。如果此时放声高歌，往往会造成声带过度疲劳、黏膜下出血等恶果，重者可失音。因此，女性在经

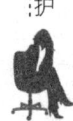

期应避免纵声高歌，发音时间也不宜过长。

（3）避免捶腰

女性在月经期间由于盆腔充血会使人感到轻微不适，如腰酸、小腿或下腹部发胀、乳房胀痛、大小便次数增多、腹泻、便秘等。这些都是经期的正常生理现象，一般无须治疗。然而，此时如果人为地随意用力捶打腰背，往往会加剧腰背酸痛。因为捶打腰背后，会使盆腔充血加重和血流加快，导致月经过多，经期延长，反而使腰背酸痛更加厉害。

（4）避免染发

女性经期，正是抵抗力最弱的时候，在这段期间应该避免染发，以免染发剂中的脱色剂等使细胞发生变异。

（5）避免穿紧身衣

很多女性在月经期喜欢穿紧身衣，认为这样不但可以免除侧漏的尴尬，还可以缓解腹痛，其实这样做是不科学的。因为，紧身衣裤易使血液流动不畅，且在穿脱时还会使盆腹腔压力突变，可能造成经血逆流，最终出现经期腰疼、腹痛等症状。

1.8 经期保健常识

女性月经期间是身体最脆弱的时候，此时的抵抗力较差，如果不注意自身养护的话，有可能会落下一些病根或引起某些妇科疾病。因此，女性的经期保健至关重要。具体如下图所示：

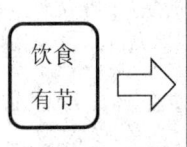

月经期因经血的耗散，更需充足的营养；饮食宜清淡温和，易于消化，不可过食生冷，因寒使血凝，容易引起痛经，以及月经过多或突然中断等。不可过食辛、辣、香、燥、伤津食物，减少子宫出血。要多喝开水，多吃水果、蔬菜、保持肠道通畅。

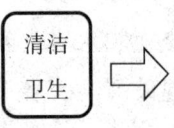

经期要保持外阴清洁，每晚用温开水擦洗外阴，不宜洗盆浴或坐浴，应以淋浴为好；卫生巾、纸要柔软清洁，最好高压消毒使用；内裤要勤换、勤洗，以减轻血垢对外阴及大腿内侧的刺激，洗后开水烫一下，并在太阳下晒干后备用；月经垫宜用消毒纱巾及卫生纸。便后要从前向后擦拭，以免脏物进入阴道，引起阴道炎或子宫发炎。

| 调节情绪 | ⇒ | 情绪异常是重要的致病因素之一，而精神情绪对月经的影响尤为明显。故经期一定要保持情绪稳定，心情舒畅，避免不良刺激，以防月经不调。 |

| 劳逸结合 | ⇒ | 经期可照常工作、学习，从事一般的体力劳动，可以促进盆腔的血液循环，从而减轻腰背酸痛及下腹不适。但应避免重体力劳动与剧烈运动，因过劳可使盆腔过度充血，引起月经过多、经期延长及腹痛腰酸等；保证充足睡眠，以保持充沛精力。 |

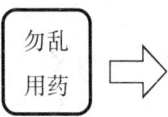

月经期，子宫内膜剥脱出血，宫腔内有新鲜创面，宫口亦微微张开一些，阴道酸度降低，防御病菌的能力降低。如此时行房，将细菌带入，容易导致生殖器官发炎。若输卵管炎症粘连，堵塞不通，还可造成不孕症；也可造成经期延长，甚至崩漏不止。因此，妇女在行经期间应禁止房事，防止感染。

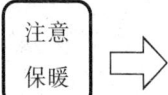

一般妇女经期稍有不适，经后即可自消，不需用药，以防干扰其正常过程。若遇有腹痛难忍或流血过多，日久不止者，需经医生检查诊治为妥。

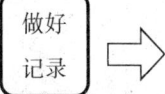

注意气候变化，特别要防止高温日晒，风寒雨淋，或涉水、游泳或用冷水洗头洗脚，或久坐冷地等。

| 做好记录 | ⇒ | 要仔细记录月经来潮的日期，推算下月来潮日期的情况，便于早期发现月经不调、妊娠等。 |

1.9 经期卫生常识

女性在月经期间，身体会出现一些变化，如容易疲劳，抵抗力减弱，子宫内膜脱落时留下创面，如果病菌侵入很容易引起一些疾病。因此月经期要特别注意卫生，学会照顾自己。

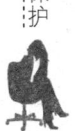

(1) 注意经期用品卫生

要选择有质量保证的卫生用品。养成勤换卫生巾的习惯。在使用卫生巾时如发现有瘙痒或红肿等过敏症状应该立即停止使用，停用后一般皮肤可恢复正常。

(2) 应勤换卫生用品

经血中有丰富的营养物质，易成为细菌大肆滋生的"培养基"，所以，卫生巾最好两小时换一次。

注意，要避免两种错误的做法：一是使用了吸收力强、保护功能好的卫生巾，就以为长时间使用同一片卫生巾也没有关系；二是在经血量少的时候忘记更换。

(3) 保持外阴清洁卫生

要每日清洗外阴部1~2次，宜用淋浴。每天要用洁净的温水清洗外阴，洗时要从前向后洗。

(4) 不要用碱性强的肥皂

高锰酸钾有很强的杀菌作用，常用于外阴、阴道、尿道、肛门疾病的冲洗或坐浴，但长期使用会造成皮肤干燥、粗糙、脱屑、裂口等。因此，平时不宜用高锰酸钾洗外阴。

(5) 保持内裤整洁卫生

经期的内裤和平时的内裤分开使用。内裤要勤洗勤换，洗后要放置在太阳下或通风干燥的环境下晾晒，以免滋生细菌。

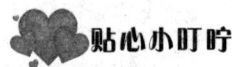贴心小叮咛

女性在经期内，要特别注重保暖，避免受寒、涉水、淋雨、曝晒及洗冷水澡，并应禁止房事、盆浴及游泳，保持外阴、内裤及卫生棉的清洁。

1.10 经期用品常识

一般市面上的女性生理用品多半是卫生巾、护垫，卫生棉条不多见，这些都是女性的贴身小护士。如何选择一个贴身小护士呢？下面来看看

它们各自的优缺点，具体如下表所示：

卫生巾与卫生棉条的优缺点

品种	优点	缺点
卫生巾	卫生巾、护垫是贴在内裤里面，当棉垫吸收了较多血液时，就必须更换。使用起来方便安全，所以国内的女性大多喜欢用卫生棉垫。	遇到天气闷热潮湿时，经血渗透出来除了容易发出异味外，也容易使阴部感染白色念珠菌，以致阴部瘙痒，所以使用卫生棉垫时需要勤于更换。
卫生棉条	卫生棉条使用时将棉条塞进阴道内，它有强力吸收经血的效用。使用卫生棉条，在衣着上不会受影响，行动、运动上也比较方便，所以较多欧美女性喜欢使用。	卫生棉条不适合没有性经验、处女膜仍完整的女性。另外，因为卫生棉条会压迫阴道壁，有时会造成阴道壁的溃烂。

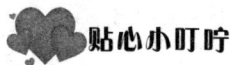 **贴心小叮咛**

尽量在大商场选择信誉有保证厂家的产品，同时仔细检查外包装上的卫生许可证号、防伪标志、保质期。

了解了"贴身小护士"的特性外，该如何选择及保存它们呢？

（1）如何知道自己是否适合用卫生棉条

普遍来说，卫生棉条较适合已经开始有性生活的女性使用，因为她们的阴道较宽阔，不过，很多爱好运动，如游泳的少女，也会尝试使用。如果想尝试将卫生棉条推进阴道时，感到痛楚，便不宜强行推进，建议找医生指导正确的使用方法。

（2）卫生巾如何保存

新买来的卫生巾，用干净的纸包好，放进微波炉微热2～3分钟，可以有效地起到杀菌消毒的作用。引起大多数无性生活的女性月经后瘙痒的主要因素是卫生巾的消毒没到位。此外，切记卫生巾不能随意摆放在厕所里，这会影响其卫生。

（3）零散的卫生巾该怎么存放

经期女性的免疫力和抵抗力都相对比较低，遇到细菌侵犯，容易妥

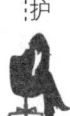

协。很多女性习惯顺手将卫生巾放在卫生间里，殊不知这是使用卫生巾的一大禁忌。

原因是，一般的卫生巾为非织造布制作，主要材质构成是纤维材料，这种材料一旦受潮后材料容易变质，从而导致细菌乘虚而入并大量繁殖。而我国多数卫生间阴暗潮湿，特别是赶上阴雨季节，很容易滋生霉菌，可能污染到卫生巾或者卫生纸，因此，应将拆包后的卫生巾或卫生纸等卫生用品放置在通风干燥的地方，至少是洁净的环境里，千万注意一旦产品受潮后坚决不再使用。

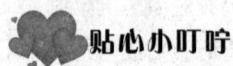贴心小叮咛

> 使用卫生巾最好每两小时更换一次；慎用药物卫生巾，以防过敏；拆开卫生巾前务必洗手。

1.11 经期头痛护理

有关研究指出，70%的偏头痛发生在女性经期前后。一些专家指出，经期头痛与血清中的雌二醇（一种女性激素）浓度变化有关。在月经前后，血清中的雌二醇浓度降低，从而引起血管张力的变化，使一部分对此敏感的患者发生头痛。月经后，血清中雌二醇浓度回复至正常，患者的头痛亦可缓解或者消失。此外，临床上常见的经期头痛，常和内分泌紊乱紧密相连。紧张的生活和工作压力、精神疲乏、缺少运动、睡眠不足，甚至还有些女性，因为减肥长时间不吃东西，这些不好的生活习惯，都可能会导致内分泌紊乱，进而引发经前综合征。从中医角度，可以把经期头痛称为经行头痛，是由于长期生活习惯不良或者情绪不稳定引起的，它会导致体内毒素长期瘀积，毒素进入血管，引起血管扩张，从而造成头痛。经期头痛可以通过以下几种方式来缓解：

（1）户外散步

可调节情绪，减轻压力。

（2）推拿

不断用尖头梳子梳理头皮，可改善脑部供血。

（3）热敷

用一盆热水浸泡双手，并用热毛巾敷于头部，每次30分钟。

（4）喝甜饮料

糖分可快速地增加人体的血糖含量，而饮水可加大机体的血容量，改善脑部的缺血。所以，在疼痛时，给自己一杯甜奶或果汁，有助于缓解因脑血管扩张，压迫神经而引起的偏头痛。

1.12 经期痛经护理

痛经对于大多数女性来说，都是一件头疼的事，那么怎样才能缓解呢？下面介绍几种缓解痛经的方法：

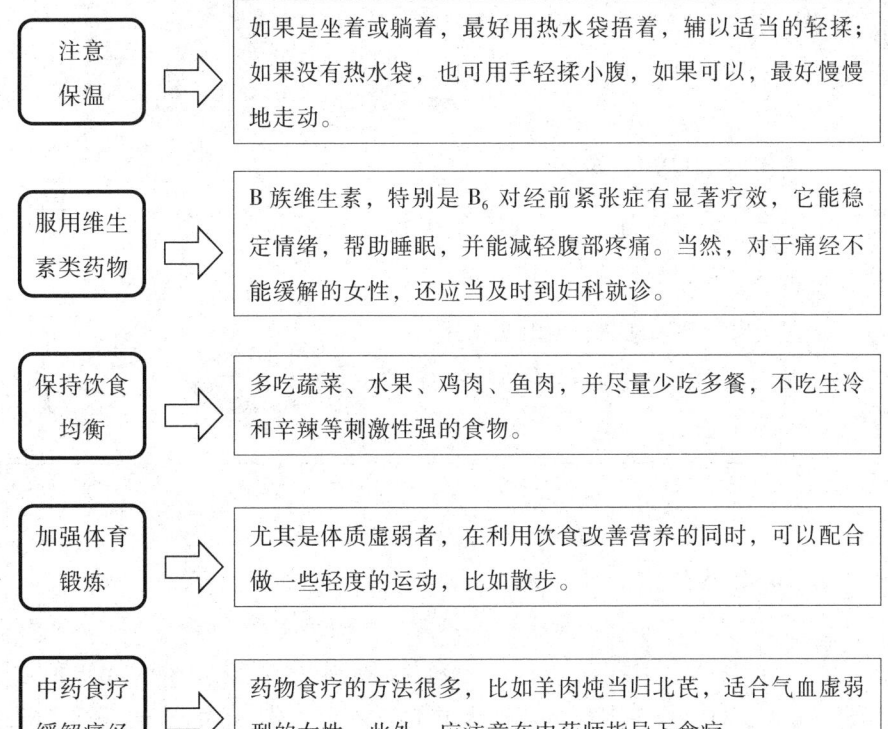

注意保温	如果是坐着或躺着，最好用热水袋捂着，辅以适当的轻揉；如果没有热水袋，也可用手轻揉小腹，如果可以，最好慢慢地走动。
服用维生素类药物	B族维生素，特别是B_6对经前紧张症有显著疗效，它能稳定情绪，帮助睡眠，并能减轻腹部疼痛。当然，对于痛经不能缓解的女性，还应当及时到妇科就诊。
保持饮食均衡	多吃蔬菜、水果、鸡肉、鱼肉，并尽量少吃多餐，不吃生冷和辛辣等刺激性强的食物。
加强体育锻炼	尤其是体质虚弱者，在利用饮食改善营养的同时，可以配合做一些轻度的运动，比如散步。
中药食疗缓解痛经	药物食疗的方法很多，比如羊肉炖当归北芪，适合气血虚弱型的女性，此外，应注意在中药师指导下食疗。

营养小贴士

痛经食疗方

1. 气虚血弱型。羊肉炖当归北芪：当归 50 克，羊肉 500 克，北芪 30 克，吃肉喝汤。

2. 肝肾亏损型。川芎丹参煲鸡蛋：川芎 6 克，丹参 12 克，鸡蛋 2 个，加水同煮待蛋熟后去壳再煮片刻，吃蛋喝汤。

3. 寒凝血瘀型。生姜红糖水：生姜 15 克，红糖适量，开水冲泡当茶饮。

4. 气滞血瘀型。益母草煮鸡蛋：益母草 30 克，鸡蛋 2 个，加水同煮待蛋熟后再煮片刻，吃蛋喝汤。

5. 湿热蕴热型。丝瓜红糖汤：老丝瓜 250 克，洗净切碎，红糖适量，煎汤趁热喝。

另外每晚睡前喝一杯加一勺蜂蜜的热牛奶也可以缓解痛经。

1.13 经期皮肤护理

每个月总有那么几天，额头、鼻翼部位会变得油乎乎的，还时不时地冒出几颗小痘痘。为什么经期皮肤会出现这么大的变化，又该怎样进行保养和护理呢？具体方法如下表所示。

时段	皮肤特征	保养招数	护理方法
月经前一两天	（1）皮脂腺分泌明显旺盛，导致油脂过多；（2）肌肤光泽度下降、失去透明感。	减少护肤程序和护肤品	皮脂分泌旺盛不但会导致皮脂阻塞毛细孔，同时容易形成麦拉宁色素，使黑斑点大量增加。当你发现经前一两天油脂分泌突然变得旺盛，那么你要改变一下自己正在使用的保养品，换用一些有去油作用的，在油脂较多的T字部位可比平时多涂一层平衡油脂分泌的精华素。

续表

时段	皮肤特征	保养招数	护理方法
月经中	（1）敏感性增强，容易长痘或粉刺； （2）脸色暗黄，毫无气色。	低刺激护肤品＋轻度去角质	经期皮肤的敏感性增强，容易出现过敏反应，所以保养要从减少刺激和降低营养两个方面着手。应避免使用过多的化妆品，尽量使用不易导致过敏反应的，或平时使用过而无过敏反应的化妆品。这个时期细胞脱落和更新得比平时快，所以要轻度去角质，避免皮肤变得暗黄，用油性较足的洗面奶来清除老化角质可降低对皮肤的刺激。
月经结束后7天中	（1）皮肤开始恢复弹性； （2）能够快速吸收养分。	抓紧机会深层滋养	在经期结束之后的一个星期中，是体内雌性激素分泌旺盛的时期，也是肌肤新陈代谢最快速、吸收养分最好的时候，不妨抓紧这几天，给肌肤做更深层的养分补给，大胆使用高品质的营养品。如美白面膜、活肤面膜、高机能保湿精华等，美白去黄效果比其他时段更好更明显，让肌肤从里到外透出明亮、白皙，轻松告别暗黄肌肤。

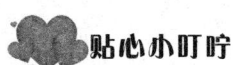贴心小叮咛

保持稳定的情绪和良好的心境是保养皮肤最有效的方法。同时做一些能促进新陈代谢的有氧运动，以免在这段时间不知不觉地胖起来。

1.14 经期休假规定

图中的女职工因经期不舒服去向领导请假，可领导以"很忙"为由不批假是不对的。因为在《女职工保健工作规定》中明确规定："患有重度痛经及月经过多的女职工，经医疗或妇幼保健机构确诊后，月经期间可适当给予1～2天的休假。"

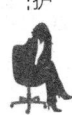

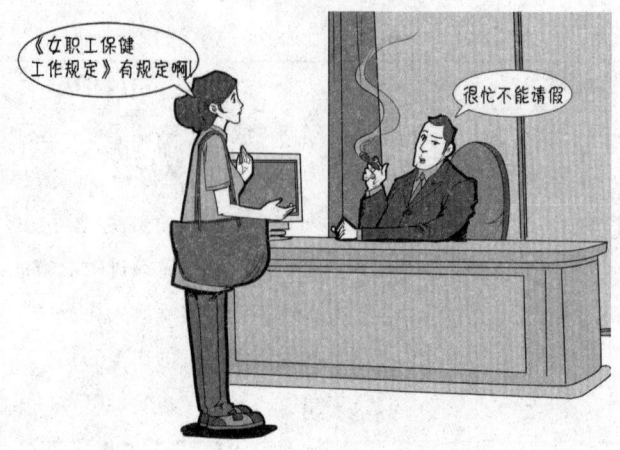

1.15 女工较多的企业是否应设置女工卫生室

《工业企业设计卫生标准》第七十四条规定:"最大班女工在100人以上的工业企业,应设女工卫生室,且不得与其他室合并设置。女工卫生室由等候间和处理间组成。等候间应设洗手设备及洗涤池。处理间内应设置温水箱及冲洗器。冲洗器的数量应根据设计计算人数确定。人数最多班组女工人数为100~200人时,应设1具冲洗器,大于200人时,每增加200人增设1个。人数最多班组女工人数为40~100人的工业企业,可设置简易的温水箱及冲洗器。对流动分散的工作,单位可发给女职工单人自用外阴冲洗器。"

第2章 孕期保护

2.1 什么是孕期

孕期就是怀孕周数,医学上的孕期是指从末次月经的第一天开始,到分娩结束。

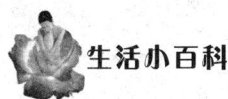 **生活小百科**

预产期的计算方法

计算预产期,只需在末次月经的月数加上9或减去3,日子加上7,也就是加上9个月零1周(280天)即可。如果用农历计算,月的计算方法相同,日子上改为加15。

例如:末次月经是1月1日,加9个月为10月1日,再加1周,为10月8日,10月8日就是预产期。真正分娩可能发生在预产期的前后2周内。

预产期前后2周内出生都属正常范围。

2.2 什么是孕期检查

孕期检查是指女性在怀孕期间的专项检查,主要包括身高、体重、测量血压、腹围、妇科内诊、乳房检查、骨盆外测量、血型、贫血检查、心电图、梅毒血清反应检查等,有助于了解胎儿是否健康。孕期检查一般分为三个阶段:

（1）孕早期产检

12周内进行第一次产检。

（2）孕中期产检

孕妇要每四周进行一次检查即16周、20周、24周、28周。

（3）孕晚期产检

孕晚期是28到36周；每两周检查一次；孕36周以后每周检查一次。

2.3 孕期检查的好处

通过孕期检查，可以了解孕期母婴健康状况，及时发现和消除影响胎儿发育的有害因素，提高孕妇的健康素质，防治各种孕期并发症、合并症，为胎儿的生长发育创造良好的内、外环境，做好对孕妇及胎儿的预防保健宣传教育，以保护母婴安全。下面具体来看看孕期检查有什么好处：

好处一 了解胎儿是否健康

孕妇在怀孕期间，定期到医院进行产期检查，能及时了解胎儿的发育情况。尤其是进行四维彩超检查，可直观地看到胎儿的脏器官、肢体发育。如果胎儿存在细微的发育异常，也能及时地发现，并及时采取相应的措施。

好处二 发现孕妇身体疾病

在怀孕期间，孕妇进行产前检查，可及时发现身体存在的缺陷。如果孕妇患有某种不适合怀孕的疾病，如活动期肺结核、糖尿病等，可及时采取治疗措施，以免在怀孕期间受到疾病影响，引起重要器官功能失调。

好处三 及早发现妊娠并发症

如果孕妇患有妊娠中毒症、前置胎盘等妊娠并发症，如果症状严重的，会危及孕妇和胎儿的生命安全，而这些疾病可通过产前检查及时发现。所以，孕妇一定要重视孕期检查，对妊娠并发症做好及早发现，尽早治疗。

好处四 预测分娩时有无困难

> 孕妇通过全面的产前检查,能详细了解胎儿在子宫内的发育情况,以及胎儿在母体内的姿势,以便在孕妇分娩前,预测其难度,为母婴安全提供保障。

2.4 孕前保健注意事项

孕前保健内容包括:婚前体验、选择最佳年龄和时机怀孕、消除影响优生的不健康因素、改善不利于怀孕的工作和生活条件、孕前饮食营养补充、丈夫优良精子的培养,以及遗传咨询和婚育相关法规等。

做好孕前保健有利于下一代身体健康,提早预防遗传病,有利于掌握受孕时机。因此,在备孕期应改变以下不良的生活习惯。

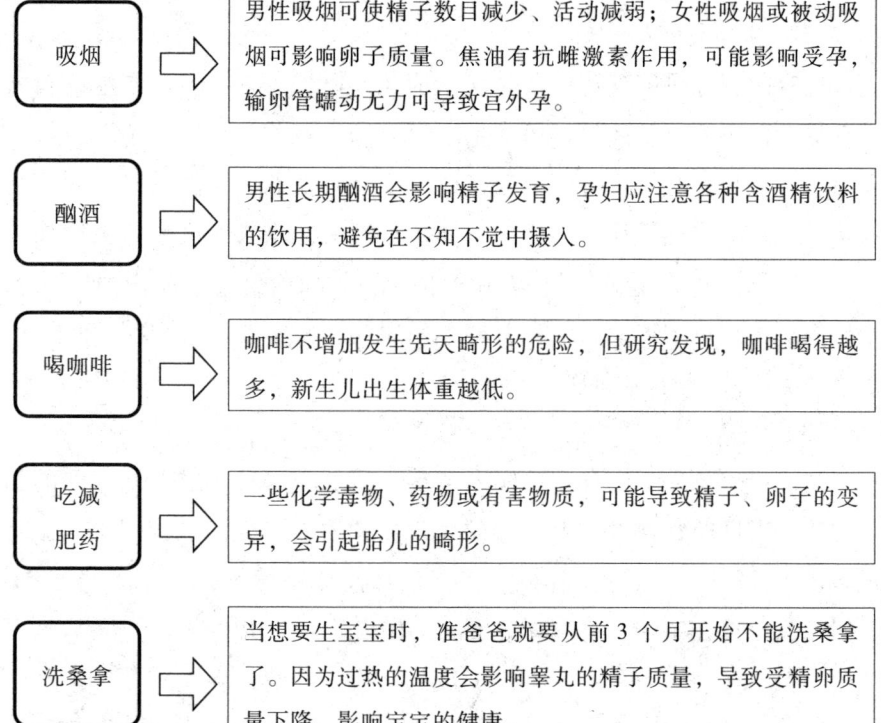

| 使用美白化妆品 | → | 美白效果越好的化妆品含铅量越高,如果妈妈体内含铅量多,必然造成宝宝患各种疾病,如多动、智力底下、贫血等。 |

2.5 孕期日常护理

新生命的孕育是让所有人为之欣喜的事,孕育的过程是生命奇迹的传承,给予孕妇的关爱与呵护更是全方位的,除了饮食作息,日常护理也是不容忽视的,那么在孕期日常护理中,准妈妈们都要注意些什么?

(1)睡眠及休息

孕妇要重视自我感受,睡眠时间比平时要多1小时左右,最低保证每天8小时睡眠。鼓励午睡1~2小时。强调卧床休息,因站立往往使下肢受压引起水肿。

(2)体育锻炼及旅行

适宜的体育锻炼对妊娠及分娩一般无碍。如选择散步、游泳或骑自行车等,但不要过于激烈。运动量应以不感觉疲劳为标准。孕期应尽量避免长途飞行,长途飞行可引起代谢及生理功能紊乱,静脉瘀滞导致下肢水肿。加强孕期运动,尽量保持体重持续稳定增长,避免体重增加太快。一般来说,从怀孕第四个月起,体重可增加4~5千克;从怀孕第七个月起,体重可增加约5千克,整个妊娠期一般不要超过10~12千克,过胖对胎儿发育不利。

(3)工作

孕妇应避免的工作有:重体力劳动,需要频繁弯腰或上下楼梯的工作;接触有胚胎毒性或致畸危险的化学物质、放射性的工作;剧烈振动或冲击可能波及腹部的工作;中途无法休息或高度紧张的流水线工作;长时间站立或在寒冷、高温环境下的工作等。

(4)衣着

应穿较平日衣着宽松、穿脱方便、质地柔软的衣物。孕妇新陈代谢率增加,棉织品易吸汗,较纤维制品为好。袜子要绷紧的长袜,在孕晚期既感舒适又可减少静脉曲张。不宜穿高跟鞋,高跟鞋使腰椎前突,背部过度伸展，易跌倒，且易造成踝关节损伤。

（5）洗澡

孕期应当经常洗澡。妊娠晚期由于子宫增大，孕妇容易失去平衡，浴室内应铺设防滑垫，以防摔伤。一般以淋浴为宜，以免水进入阴道。

（6）牙齿保护

孕期注意牙齿卫生。必须拔牙时，应避免全麻。

（7）性生活

正常妊娠对性生活虽无禁忌，但孕早期应节制或避免，以防流产的发生。妊娠最后6周应避免性生活，以防胎膜早破。应避免强烈刺激孕妇的乳头或子宫。对有反复流产、早产、阴道出血或严重妊娠合并症者，应避免性生活。

（8）烟酒

孕前有吸烟史的，妊娠后必须戒烟。孕期应当禁止饮用含酒精的饮料，酒精有潜在的致畸效应，可能导致胎儿酒精综合征。

（9）药物

绝大部分药物孕期使用的安全性尚不甚清楚。因此，孕期应当避免不必要的用药，特别是受孕后3~8周更是用药的危险期。孕期使用任何药物要考虑对胎儿的影响，必须使用的药物要权衡利弊，并征得孕妇及其家属的同意。

（10）皮肤保健

淋浴时，坚持用冷水和热水交替冲洗相应部位，促进血液循环，淋浴后在可能发生妊娠纹的部位涂上保护油脂（孕妇妊娠油、孕妇橄榄油护肤品等），经常对皮肤进行适当的按摩，增加皮肤的弹性；选择对皮肤刺激少的护肤品，不宜浓妆艳抹。

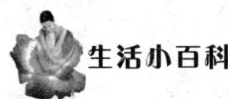 生活小百科

职场孕期保健小常识

1. 孕期不穿防辐射服操作电脑，会影响宝宝安全吗

其实这种说法有些过分夸大了电脑等对准妈妈的危害，事实上如果

每天使用电脑不超过4小时,并且做好预防辐射工作,对胎宝宝发育不会造成障碍。

2. 座位有充分光照,可以预防孕妇缺钙吗

补钙并不能解决准妈妈缺钙的问题,还需要接受一定的日光照射。如果维生素D及维生素E不足,会造成钙质大量排出,通常会有90%随尿排出。而保证充足的光照是准妈妈自身产生维生素D的重要条件,因此准妈妈座位应有充分的阳光。

3. 到了孕中期,我需要把脚垫高吗

准妈妈在孕中期垫高脚可以降低腿部的负担,有效预防浮肿。到了孕中期,胎宝宝体重增加明显,因此使准妈妈体重负荷增加,对腿部的压力增大,很容易诱发浮肿的发生。

4. 在孕期,我是否需要放弃我平时最爱的菊花茶

尽管野菊花茶和中药决明子具有很好的药用价值,可以明目清肝,被视为"亮眼八宝茶"。但是作为准妈妈,它"主渲泻"的副作用却不可以被您轻易地忽略过去。

5. 按摩腹部宝宝会配合吗

五个月以后的胎宝宝已经能够对准妈妈的声音有所认知,因此准妈妈摩娑腹部会让自己的胎宝宝感觉到安全。

6. 孕期可以穿高跟鞋吗

准妈妈孕期体重与体形变化巨大,身体重心前移,站立、行走时腰背部肌肉和双脚的负担加重,如果准妈妈穿高跟鞋,会使身体站立不稳,走路或站立时会使脚部吃力。另外,高跟鞋由于鞋底、鞋帮较硬也不利于准妈妈下肢静脉血液回流,很容易造成腿部浮肿或使浮肿加重。

7. 化妆会有很大的危害吗

准妈妈对化妆品使用要慎重,因为很多化妆品都含有高浓度的化学元素,会对宝宝产生严重的危害,尤其是美白、祛斑类化妆品。

8. "空调房"会对胎宝宝有危害吗

空调虽然会给准妈妈带来凉爽的环境,但也很容易让准妈妈患上

"空调病"，症状常表现为鼻塞、头昏、打喷嚏、耳鸣、乏力、记忆力减退等。

2.6 孕期皮肤护理

在怀孕期肌肤将变得敏感，即使爱美，这时候也要为宝宝健康注意了。孕期肌肤护理应该如何做呢？

（1）孕期保养皮肤安全是关键

严格上不能使用的护肤品有：美白品、含A酸的产品、精油或富含精油的产品、指甲油、彩妆品、染发剂、烫发水。

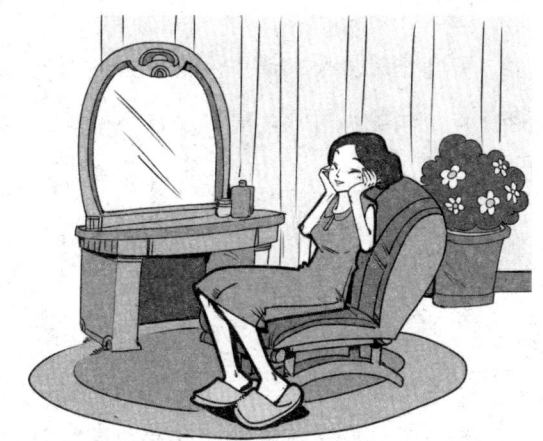

（2）防止妊娠纹

每次冲浴过后，可以用妊娠纹防护产品全身轻轻按摩，这样可以增强皮肤的弹性。妊娠纹还和个人的体质、遗传因素有关。此外，在孕期要避免大吃大喝，以防体重增长过快，因为这样也容易长妊娠纹。

（3）少用或不用化妆品

对于孕妇来说，尽量少用化妆品，化妆应以淡雅为宜，对化妆品使用要慎重，因为很多化妆品都含有高浓度的化学元素，会对宝宝产生严重的危害，尤其是美白、祛斑类化妆品容易造成胎儿畸形。同时，不可使用口红、香水、精油等，因为许多香水中含有麝香，可导致流产，而精油的通经活血作用也有可能导致流产。此外，化妆后应彻底卸妆。

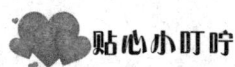

> 孕期虽然是可以化妆，但是妆容要以淡妆为主，以满足基础需要为主，要尽量缩短带妆时间，而且卸妆工作要彻底。

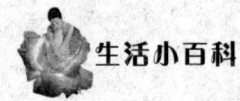 生活小百科

孕妇禁用的化妆品

爱美之心，人皆有之，化妆本来并非禁止之事。可是，怀孕之后，就要警惕某些化妆品中包含的有害化学成分。孕妇应该禁用哪些化妆品呢？

1. 染发剂

据国外医学专家调查，染发剂不仅会引起皮肤癌，而且还会引起乳腺癌，导致胎儿畸形。所以孕妇不宜使用染发剂。

2. 冷烫精

据法国医学专家多年研究，妇女怀孕后，不但头发非常脆弱，而且极易脱落。若是再用化学冷烫精烫发，更会加剧头发脱落。此外，因为冷烫精中常含一种含硫基的有机酸，属有毒化学物质，在常温下可溶于水中，并可经皮肤吸收。冷烫药水多碱性较强，如使用过量、接触面广，还容易引起头发角质变性、脱发，有的会有过敏反应，影响胎儿发育。

3. 口红

口红是由各种油脂、蜡质、颜料和香料等成分组成。其中油脂通常采用羊毛脂，羊毛脂除了会吸附空气中各种对人体有害的重金属微量元素，还可能吸附大肠杆菌进入胎儿体内，而且还有一定的渗透性。孕妇涂抹口红以后，空气中的一些有害物质就容易被吸附在嘴唇上，并随着唾液侵入体内，使孕妇腹中的胎儿受害。因此，孕妇最好不涂口红，尤其是不要长期抹口红。

4. 指甲油

指甲油里含有一种叫"酞酸酯"的物质，这种物质若被人体吸收，不仅对人的健康有害，而且容易引起孕妇流产及胎儿畸形。

5. 香薰精油

香精油可能造成流产。

6. 脱毛剂

脱毛剂是化学制品,会影响胎儿健康;而电针脱毛不但效果不理想,电流刺激还会伤害胎儿。

7. 祛斑霜

孕妇在孕期脸上会出现色斑加深的现象,是正常的生理现象而非病理现象。孕期祛斑不但效果不好,还由于很多祛斑霜都含有铅、汞等化学物以及某些激素,长期使用会影响胎儿发育,有发生畸胎的可能。

2.7 孕期乳房护理

怀胎十月期间,乳房一直都会有所增长,有些孕妇甚至长大2~3倍。值得注意的是,怀孕期间,若是出现乳房急性红肿热痛、血丝性乳头分泌、乳头龟裂及皮肤溃疡等症状,孕妈应积极上医院检查就诊,万不可大意。

通常,专家建议怀孕中期开始做乳房护理。因为怀孕中期,孕妇乳房发育迅速,同时乳头变得更加敏感。那么,在孕期该如何护理乳房呢?

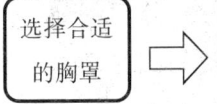

不管之前乳房有多坚挺,怀孕时也应该每天都戴胸罩,支撑乳房。在选择胸罩的时候,尺码很重要,不能太小,否则乳房受压迫,进而影响乳腺的正常发育;胸罩尺码也不能太大,太宽松了起不到支撑的效果。

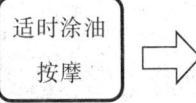

孕妈妈应为自己准备一些适合怀孕期间涂抹的护肤油,既能保养皮肤又能减小摩擦力,每天坚持用手轻轻按摩自己的乳房,促使乳腺良好发育成长。

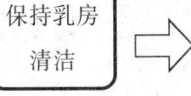

怀孕期间,孕妈妈应该常清洗乳头,用矿物油或者植物油涂抹乳头,如液状石蜡、橄榄油、麻油等。这样乳头表面的结痂状物质可以变软,然后用热水清洗就可以。

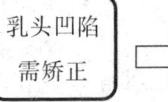

如果乳头凹陷不及时矫正,产后哺乳,宝宝含不住乳头,乳汁就无法吮吸出来。所以,怀孕7个月后,孕妇要坚持每天用手指按压乳晕两侧,另一只手向外轻轻提起乳头,或者把乳头上下左右推动,将乳汁挤出。

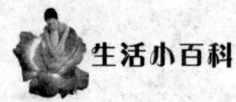 生活小百科

孕产期胸罩的选择有讲究

怀孕期间乳房会不断增大,应根据胸部变化及时更换胸罩,大小适宜的胸罩会支撑胸部而不会在背部或肩部留下压痕。有的女性出于爱美之心,害怕增大的乳房下垂,就用带钢圈的胸罩将胸部勒得很紧,阻碍了血液循环通畅,造成乳房损伤,产后下奶也比较慢。胸罩的两条肩带要选择宽一点,质地要选择纯棉的胸罩。

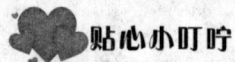 贴心小叮咛

> 孕晚期时就不要按摩乳房了,因为此时按摩乳房易造成早产。此外,乳头的凹陷处很容易藏污纳垢,所以一定要经常保持清洁。

2.8 孕期私处护理

女性怀孕后,由于激素的作用,下身的分泌物增多、外阴潮湿,很容易滋生细菌,同时,孕妇抵抗力也下降了,比常人更易感染细菌,于是各种妇科炎症便容易缠上"准妈妈"们。所以这个时候的私处护理尤为重要。怀孕期清洁方法:

(1) 温水清洗

怀孕期白带增多,特别容易感染病菌,每天应温水清洗数次。

(2) 勤换内裤

天天更换内裤,并立即洗干净,在日光下晾晒。

(3) 谨遵医嘱

没有医生的指示不要清洗阴道,如果有异样白带则应尽早就医。

2.9 孕期的饮食注意事项

妊娠期间,孕期应注意营养的摄入,但同时也该注意到有些食物可能会对胎儿、特别是有自然流产史的孕妇产生不良影响。以下四种食物

的"嫌疑"最大：

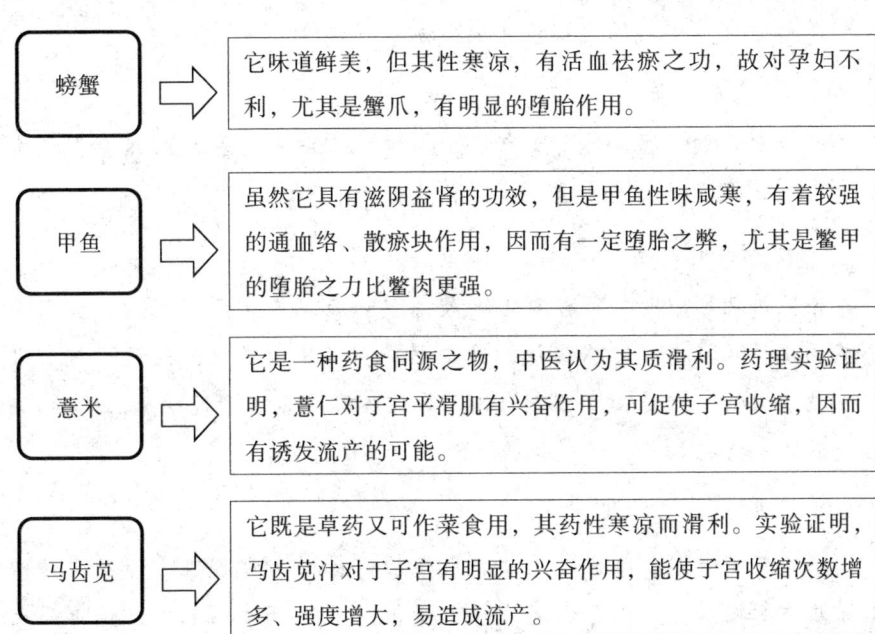

螃蟹	它味道鲜美，但其性寒凉，有活血祛瘀之功，故对孕妇不利，尤其是蟹爪，有明显的堕胎作用。
甲鱼	虽然它具有滋阴益肾的功效，但是甲鱼性味咸寒，有着较强的通血络、散瘀块作用，因而有一定堕胎之弊，尤其是鳖甲的堕胎之力比鳖肉更强。
薏米	它是一种药食同源之物，中医认为其质滑利。药理实验证明，薏仁对子宫平滑肌有兴奋作用，可促使子宫收缩，因而有诱发流产的可能。
马齿苋	它既是草药又可作菜食用，其药性寒凉而滑利。实验证明，马齿苋汁对于子宫有明显的兴奋作用，能使子宫收缩次数增多、强度增大，易造成流产。

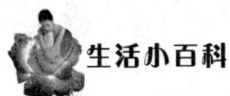 **生活小百科**

孕妇吃喝"十忌"

1. 忌偏食

孕妇长期挑食、偏食，可能造成营养不良，影响胎儿生长。所以，孕妇应吃富含蛋白质、维生素和钙、铁等营养物质和易消化食物，如鸡蛋、瘦肉、豆制品、鲜鱼、花生、新鲜蔬菜和水果等。

2. 忌饮可乐

孕妇过多饮用可乐型饮料，会损害胎儿，因为可乐型饮料主要是用可乐果配制而成，而可乐果含有2.6%咖啡因和可乐宁等生物碱。可通过胎盘进入胎儿体内，危害胎儿的脑、心、肝和胃肠等器官的正常发育。

3. 忌营养过剩

孕妇过多地进食肉类、鱼类、蛋类和甜食等，可使体内儿茶酚胺水平增高，使胎儿发生唇裂、腭裂；孕妇过多地进食动物肝脏，体内维生

素A明显增高，可影响胎儿大脑和心脏发育，以及出现生殖器畸形。因此，孕妇对营养丰富的食物不宜吃得过多、过饱。

4. 忌常喝咖啡

咖啡中的咖啡因可作用于胚胎，与细胞中脱氧核糖核酸结合引起突变。孕妇常喝咖啡，还有造成流产和畸胎的危险。

5. 忌吸烟

香烟的烟雾中有数百种有害物质，孕妇吸烟或被动吸烟后，会严重影响胎儿的正常发育。据统计，世界上每年有8千多名胎儿死于母亲吸烟或被动吸烟。这是由于烟雾中的一氧化碳和尼古丁通过胎盘影响胎儿，致使胎儿在宫内缺氧，心跳加快甚至死亡。

6. 忌食农药污染的果菜

孕妇吃了被农药污染的蔬菜、水果后，基因正常控制过程发生转向或胎儿生长迟缓，从而导致先天性畸形；严重的可使胎儿发育停止而死亡，发生流产、早产甚至死胎。

7. 忌常饮浓茶

孕妇常喝浓茶，对胎儿骨骼的发育会有不良影响，严重的可导致胎儿畸形。

8. 忌菜肴过咸

孕妇常吃过咸的食物，可导致体内钠潴留，引起浮肿，影响胎儿的正常发育。

9. 忌饮酒

孕妇嗜酒，会导致胎儿宫内发育迟缓，增加早产率和围产期死亡率。

10. 忌多吃罐头食品

罐头食品中的化学添加剂对健康人无多大影响，但对孕妇有时影响很大，它可

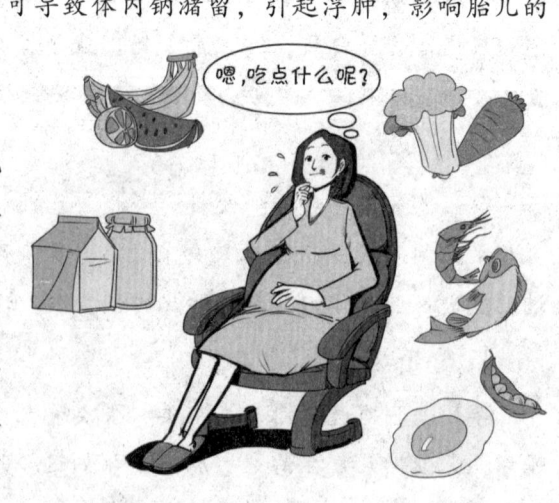

影响胎儿的细胞分裂,造成发育障碍,引起流产或早产。

2.10 孕期的营养保健常识

从怀孕开始,胎儿在子宫内发育成长,每一个阶段的健康发育都需要各种营养素,如果缺乏任何一种营养素,都可能对胎儿造成不可挽回的影响。因此,充足、完整、均衡的孕期营养是确保胎儿健康成长的关键。具体内容见下表。

孕期各阶段营养补充分类

时间	主打营养素	作用	备注
第1个月	叶酸	防止胎儿神经器官缺陷	补充叶酸可以防止贫血、早产,防止胎儿畸形,这对妊娠早期尤为重要,因为孕早期正是胎儿神经器官发育的关键期。孕期要常吃富含叶酸的食物,如面包、面条、白米和面粉等谷类食物,以及牛肝、菠菜、龙须菜、芦笋、豆类及苹果、柑橘、橙子等。除了食补以外,还可以口服叶酸片来保证每日所需的叶酸。
第2个月	维生素C、维生素B_6	缓解牙龈出血、抑制妊娠呕吐	怀孕的第2个月,有些女性会发现自己在刷牙时牙龈会出血,适量补充维生素C能缓解牙龈出血的现象。同时,可以帮助提高机体抵抗力,预防牙齿疾病。生活中的维生素C来源于新鲜的水果蔬菜,比如,青椒、菜花、白菜、番茄、黄瓜、菠菜、柠檬、草莓、苹果等。
第3个月	镁、维生素A	促进胎儿生长发育	怀孕头3个月摄取的镁的数量关系到新生儿身高、体重和头围大小。在色拉油、绿叶蔬菜、坚果、大豆、南瓜、甜瓜、葵花子和全麦食品中都含有丰富的镁。另外,胎儿发育的整个过程都需要维生素A,它尤其能保证胎儿皮肤、胃肠道和肺部的健康。怀孕的头3个月,胎儿自己还不能储存维生素A,因此孕期女性一定要供应充足。甘薯、南瓜、菠菜、芒果都含有大量的维生素A。

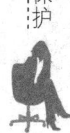

续表

时间	主打营养素	作用	备注
第4个月	锌	防止胎儿发育不良	这个月孕期女性需要增加锌的摄入量。孕期女性如果缺锌，会影响胎儿在宫内的生长，会使胎儿的脑、心脏等重要器官发育不良。缺锌会造成孕期女性味觉、嗅觉异常，食欲减退，消化和吸收功能不良，免疫力降低，这样势必造成胎儿宫内发育迟缓。富含锌的食物有生蚝、牡蛎、肝脏、口蘑、芝麻、赤贝等，在生蚝中含量尤其丰富。
第5个月	维生素D、钙	促进胎儿骨骼和牙齿发育	怀孕的第5个月后，胎儿的骨骼和牙齿生长得特别快，是迅速钙化时期，对钙质的需求剧增。因此从本月起，牛奶、孕妇奶粉或酸奶是孕期女性每天必不可少的补钙饮品。此外，还应该多吃以下这些容易摄取到钙的食物，如，干乳酪、豆腐、鸡蛋或鸭蛋、虾、鱼类、海带等。另外，孕期女性应每天服用钙剂。需要注意的是，钙的补充要贯穿于整个孕期始终。当然，单纯补钙还是不够的，维生素D可以促进钙的有效吸收，孕妈妈要多吃鱼类、鸡蛋，另外晒太阳也能制造维生素D，孕期女性应适当晒晒太阳，但是首先要做好防晒工作。
第6个月	铁	防止缺铁性贫血	此时的孕期女性和胎儿的营养需要量都在猛增。许多孕期女性开始出现贫血症状。铁是组成红细胞的重要元素之一，所以，尤其要注意铁元素的摄入。为避免发生缺铁性贫血，孕期女性应该注意膳食的调配，有意识地吃一些含铁质丰富的蔬菜、动物肝脏、瘦肉、鸡蛋等。还可以从这个月开始每天口服0.3~0.6克硫酸亚铁。

续表

时间	主打营养素	作用	备注
第7个月	"脑黄金"	保证婴儿大脑和视网膜的正常发育	DHA、EPA和脑磷脂、卵磷脂等物质合在一起，被称为"脑黄金"。"脑黄金"对于怀孕7个月的孕期女性来说，具有双重的重要意义。首先，"脑黄金"能预防早产，防止胎儿发育迟缓，增加婴儿出生时的体重。其次，此时的胎儿，神经系统逐渐完善，全身组织尤其是大脑细胞发育速度比孕早期明显加快。而充足的"脑黄金"的摄入，能保证婴儿大脑和视网膜的正常发育。为补充足量的"脑黄金"，孕期女性可以交替地吃些富含DHA类的物质，如富含天然亚油酸、亚麻酸的核桃、松子、葵花子、杏仁、榛子、花生等坚果类食品，此外还包括海鱼、鱼油等。这些食物富含胎儿大脑细胞发育所需要的必需脂肪酸，有健脑益智的作用。
第8个月	碳水化合物	维持身体热量需求	第8个孕月，胎儿开始在肝脏和皮下储存糖原及脂肪。此时如碳水化合物摄入不足，将造成蛋白质缺乏或酮症酸中毒，所以孕8月应保证热量的供给，增加主粮的摄入，如大米、面粉等。一般来说，孕期女性每天平均需要进食400克左右的谷类食品，这对保证热量供给、节省蛋白质有着重要意义。另外在米、面主食之外，要增加一些粗粮，比如小米、玉米、燕麦片等。
第9个月	膳食纤维	防止便秘，促进肠道蠕动	孕后期，逐渐增大的胎儿给孕期女性带来负担，孕期女性很容易发生便秘。由于便秘，又可发生内外痔。为了缓解便秘带来的痛苦，孕期女性应该注意摄取足够量的膳食纤维，以促进肠道蠕动。全麦面包、芹菜、胡萝卜、白薯、土豆、豆芽、菜花等各种新鲜蔬菜水果中都含有丰富的膳食纤维。孕期女性还应该适当进行户外运动，并养成每日定时排便的习惯。

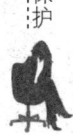

33

续表

时间	主打营养素	作用	备注
第10个月	硫胺素（维生素B_1）	避免产程延长，分娩困难	最后一个月里，必须补充各类维生素和足够的铁、钙、充足的水溶性维生素，尤其以硫胺素最为重要。如果硫胺素不足，易引起孕期女性呕吐、倦怠、体乏，还可影响分娩时子宫收缩，使产程延长，分娩困难。硫胺素在海鱼中的含量比较高。

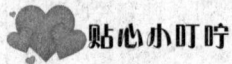贴心小叮咛

洗泡、烹煮食物时间不宜过长，以免维生素C大量流失。

补锌也要适量，每天膳食中锌的补充量不宜超过45毫克。

2.11 孕期的心理表现

不少原本开朗、自信、有主见的女性，在怀孕后突然变得脆弱敏感，不是担心胎儿长不好，就是担心自己得病，常因一点小事对家人发脾气。孕妇的这些情绪反应都是妊娠期间的心理不适引起的，了解准妈妈心理，能够顺利地度过孕期。

烦躁心理	孕妇不要因妊娠反应而心情恶劣，烦闷不安，应保持心情舒畅，情绪稳定，心理平衡。
担心心理	孕妇会担心胎儿的健康，应当依靠科学的手段来确定，而不要盲目担心。
忧郁心理	忧郁情绪会造成孕妇失眠、厌食、性功能减退和植物神经紊乱。对胎儿的生长不利。
淡漠心理	妊娠期间，孕妇可能只关心体内的胎儿而对以外的事情漠不关心，这样也会影响夫妻感情。

依赖心理	总希望丈夫能时时陪在身边，过分依赖丈夫或母亲这样显然不行，孕妇应体谅丈夫的事业和工作，应学会自强自立，学会在心理上进行自我调理和自我平衡。
暴躁心理	有些女性怀孕后，爱发脾气，尚不知孕妇发怒时，血液中的激素和有害化学物质浓度会剧增，并通过"胎盘屏障"，使胎儿直接受害，在怀孕7~10周时，经常发怒，可能造成胎儿腭裂和兔唇。
紧张心理	偏听信长辈的话对分娩产生一种恐惧。

2.12 如何预防孕期抑郁

很多孕妇对于自己即将降生的第一个宝宝都觉得格外的兴奋，宝宝会不会健康，宝宝是男孩还是女孩等问题，都会在孕妇的脑海中不停地徘徊，这样很容易造成孕妇的过分担心，而产生抑郁情绪。那么，孕妇该如何调节自己的情绪，保证心理健康呢？

（1）尽量使自己放松

尽量多做一些会使自己感觉愉快的事情。照顾好自己，是孕育一个健康可爱宝宝的首要前提。

（2）和丈夫多交流

保证每天有足够的时间和丈夫在一起，并保持亲昵的交流。

（3）把情绪表达出来

适当倾诉，能更好地得到安慰。

（4）和压力作斗争

注意调整自己的情绪。深呼吸，充分睡眠，多做运动，注意营养。如果仍然感觉焦虑不安，可以考虑参加孕期瑜伽练习班，这种古老而温和的运动，可以帮助孕妇保持心神安定。

（5）进行积极治疗

如果做了种种努力，但情况仍不见好转，或者发现自己已不能胜任日常工作和生活，或者有伤害自己和他人的冲动，那么应该立即寻求医生的帮助，在医生的指导下服用一些对自身和胎儿没有副作用的抗抑郁

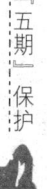

药物。

以上介绍的就是准妈妈们摆脱抑郁情绪的方法。不仅在孕期期间，能让自己摆脱抑郁情绪，在以后的生活中，也可以防止自己产生抑郁情绪。

2.13 孕期安全注意事项

随着体重不断增加，怀孕期间的妈妈需要越来越严格地采取孕期自我保护措施。

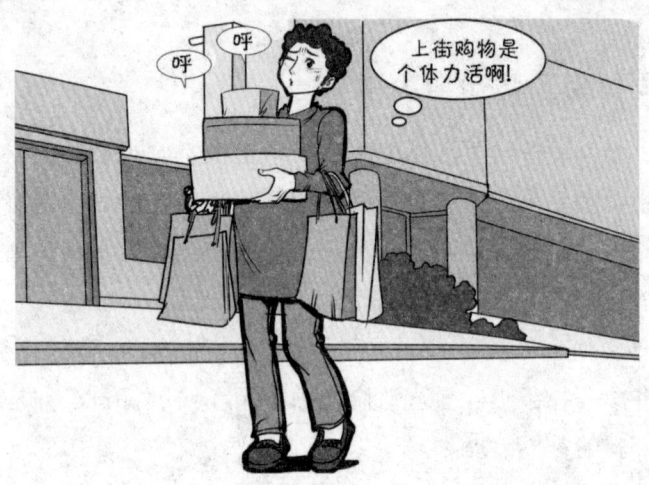

下楼时	要紧紧握住扶手防止身体的前倾、跌倒。
上楼时	拉住楼梯的扶手，凭借手臂的力量来减轻腿部的负担。
行走时	徒步行走对孕妇很有益，它可以增强腿部肌肉的紧张度，预防静脉曲张，并增强腹腔肌肉。但一旦感觉疲劳，马上要停下来，坐下休息5～10分钟。在走路时身体要注意保持正直，双肩放松。散步前要选择舒适的鞋，以低跟、掌面宽松为好。
坐下时	最好选择用直背坐椅（切记不要坐低矮的沙发），先保持背部的挺直，用腿部肌肉的力量支撑身体坐下，使背部和臀部能舒适地靠在椅背上，双脚平放在地上，必要时还可以在腰部放一个小枕头。

起立时	要先将上身向前移到椅子的前沿,然后双手撑在桌面上,并用腿部肌肉支撑、抬起身体,使背部始终保持挺直,以免身体向前倾斜,牵拉背部肌肉。
站立时	要保持两脚的脚跟和脚掌都着地,使全身的重量均匀地分布在两只脚上,双膝要直,向内向上收紧腹壁,同时收缩臀部,双臂自然下垂放在身体的两侧,头部自然抬起,两眼平视前方。
下蹲时	蹲下捡东西时,不要直接弯腰从地上拾起物品,以免用力过度导致背部的肌肉和关节损伤。应当先慢慢蹲下,拾起物品后再慢慢站起来。
取物时	当需要拿位置比较高的物品时,一定不要踮起脚尖,也不要伸长手臂,以免不慎摔倒,最好请在家中的亲人帮助。
睡觉时	特别是到了怀孕28周以后,要避免长时间的仰卧,以免增大的子宫压迫下腔静脉,影响宝宝的发育。一般以左侧卧为主。起床时,如果原来的睡姿是仰卧的,应当先将身体转向一侧,弯曲双腿的同时,转动肩部和臀部,再慢慢移向床边,用双手撑在床上、双腿慢慢地滑到床下,坐在床沿上,稍坐片刻以后再慢慢起身。

2.14 女职工孕期运动注意事项

不论在哪个阶段,运动都应该是每个人养成的良好生活习惯,即使进入孕期也是如此。而且运动可以将肌肉张力维持在良好的状态以及促进血液循环,能减缓孕期的一些不适症状,包括腰酸背痛、水肿等。因此,准妈妈可别以为怀孕之后只能坐着静养,适度的运动也是必要的。但也要注意以下事项:

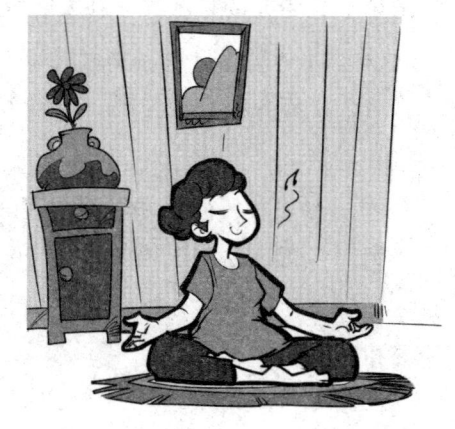

(1)坚持锻炼

坚持有规律锻炼(每周三次到五次),而不是三天打鱼,两天晒网。

（2）饮用充足的水

在怀孕时，每天大约需要消耗300额外的卡路里，所以，如果要运动的话，特别要注意自己的饮食健康，而且要饮用足够的水来防止脱水。

（3）不要空腹锻炼

如果还没有吃饭，体内可能产生酮体，而酮体对胎儿的发育是有害的。所以运动前30分钟先吃些点心喝点橙汁是非常有必要的。

（4）循序渐进

每次锻炼要有5分钟的热身练习，运动终止也要慢慢来，逐渐放缓。运动后不要突然从地板上起来，这样容易导致血压突然升高。

（5）锻炼过程中，注意观察心率的变化

应该维持在每分钟140次以内。测量心率可以使用仪器，也可以用说话测试。即在锻炼过程中不能正常说话，则说明心率过速，活动过量了。每次运动以20分钟为宜。低强度的活动（如散步）不超过45分钟。

（6）环境的选择

运动时最好选择木质地面或铺有地毯的地方。安全系数会更大些。

（7）避免体温过高

在运动时，血液流动加速和新陈代谢的加快意味着你会觉得比平时热，在整个怀孕过程中，必须避免体温过高（不超过37℃），在怀孕的前三个月，胎儿的各项器官在发育成长的过程中，这点尤为重要。

（8）怀孕四个月后，要避免做需要背部平躺的运动

这个姿势会使子宫伸展，导致静脉压缩，影响它将血液输送到你的心脏和子宫。

（9）避免有可能使你失去平衡的练习或运动

例如：骑马、在山地骑自行车。即使在平时这些运动都做得很好，要牢记怀孕时的激素分泌会使得盆骨的连接处和韧带松弛，使得孕妇更容易扭伤和跌倒。

2.15 孕期如何防辐射

辐射对胎儿的伤害，以第二次世界大战时日本广岛和长崎两地，在

美国投下原子弹之后造成的胎儿畸形最为骇人听闻,该地区儿童患白血病的病例大增,就是辐射伤害健康的证明。不过这是大量辐射造成的严重伤害,与一般生活情况是不同的。大量辐射线产生的高能量,会损害DNA、造成细胞分解或突变,甚至造成胚胎死亡、胎儿畸形、脑部发育不良,及增加日后患癌症的概率。那么,女职工在孕期如何防辐射呢?

(1) 不要长时间操作电脑

一般认为,孕妇操作电脑的时间,每周不应超过20小时;看电视的时间每天应控制在两小时以内。使用电视机和微波炉时,最好距离3米外。不得已需要接触电脑的准妈妈们,可以穿上防辐射衣服。孕妇操作电脑,特别在怀孕的头3个月,最好选用防电磁辐射的工作服。

(2) 手机不宜直接放在腹部

目前还没有明显的医学证据表明打手机可以造成胎儿的畸形,但是有研究提示,即便小剂量的慢性辐射,也可能对人体产生影响(如增加脑瘤发生率),所以建议准妈妈手机最好放在离身体3米以外的地方,尤其不要直接放在腹部上。手机充电时,不要离它太近,最好关机充电。

(3) 减少使用时间

一般人使用电脑的时间一天不应超过6小时,每小时需要离开电脑10分钟,孕妇和孩童一周使用电脑的时间不应超过20小时。手机每天通话不可超过30分钟。

(4) 及时拔掉电器产品的插头

当电器产品接上插头时,即使没有打开电源开关,仍有微量电流通过,也会产生微量电磁波。若在不使用电器时拔掉插头,则可避免不必要的电磁波辐射。

营养小贴士

防辐射食品

多食用胡萝卜、豆芽、西红柿、油菜、海带、卷心菜、瘦肉、动物肝脏等富含维生素A、维生素C和蛋白质的食物,加强机体抵抗电磁辐射的能力。

绿茶大家都知道,不仅有抗癌的效果,可以清除体内的自由基,还

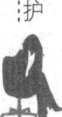

可以有抗辐射的功效哦;每天喝一些绿茶会对身体非常有益。

番茄红素不仅具备卓越的抗辐射能力,且抗氧化能力极强。番茄红素广泛存在于番茄、杏、番石榴、西瓜、番木瓜、红葡萄等水果及蔬菜中。其中,番茄中的含量相对较高,多存在于番茄的皮和籽中。此外,番茄红素是脂溶性维生素,必须用油炒过才能被人体吸收。

螺旋藻含有丰富的植物蛋白,多种氨基酸、微量元素、维生素、矿物质和生物活性物质,可促进骨髓细胞的造血功能,增强骨髓细胞的增殖活力,促进血清蛋白的生物合成,从而提高人体的免疫力。因此,适量吃海带、螺旋藻等海产品,具有明显的抗辐射作用。

2.16 孕期禁忌从事的劳动范围

《女职工劳动保护特别规定》附录中规定,女职工在孕期禁忌从事的劳动范围如下:

①作业场所空气中铅及其化合物、汞及其化合物、苯、镉、铍、砷、氰化物、氮氧化物、一氧化碳、二硫化碳、氯、己内酰胺、氯丁二烯、氯乙烯、环氧乙烷、苯胺、甲醛等有毒物质浓度超过国家职业卫生标准的作业。

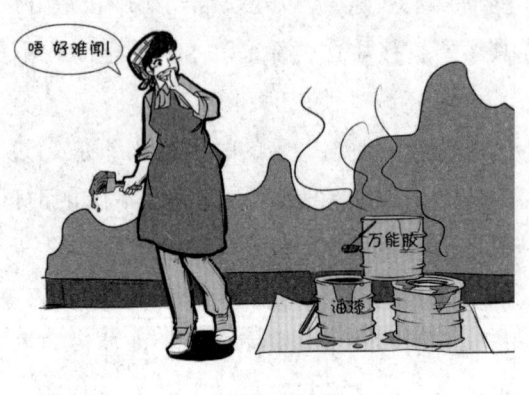

②从事抗癌药物、己烯雌酚生产,接触麻醉剂气体等的作业。

③非密封源放射性物质的操作,核事故与放射事故的应急处置。

④高处作业分级标准中规定的高处作业。

⑤冷水作业分级标准中规定的冷水作业。

⑥低温作业分级标准中规定的低温作业。

⑦高温作业分级标准中规定的第三级、第四级的作业。

⑧噪声作业分级标准中规定的第三级、第四级的作业。

⑨体力劳动强度分级标准中规定的第三级、第四级体力劳动强度的作业。

⑩在密闭空间、高压室作业或者潜水作业,伴有强烈振动的作业,或者需要频繁弯腰、攀高、下蹲的作业。

2.17 孕期工作上享有哪些特殊保护

女职工孕期可以享受的特殊保护有以下几项:

(1) 工作范围上的特殊保护

《中华人民共和国劳动法》第五条规定:"用人单位应当在劳动时间内合理安排怀孕女职工的休息时间,或者相应减少其劳动定额;经与女职工协商一致,用人单位可以调整其工作岗位。"

《女职工劳动保护特别规定》第六条也规定:"女职工孕期不能适应原劳动的,用人单位应当根据医疗机构的证明,予以减轻劳动量或者安排其他能够适应的劳动。"

(2) 工作时间上的特殊保护

《女职工劳动保护特别规定》第六条规定,对怀孕七个月以上的女职工,用人单位不得延长劳动时间或者安排夜班劳动,并应当在劳动时间内安排一定的休息时间。此外,用人单位不得安排怀孕女职工从事怀孕期间禁忌从事的劳动。

(3) 休息时间上的特殊保护

《中华人民共和国劳动法》第六条规定:"怀孕女职工在劳动时间内的产前检查时间算作劳动时间。"

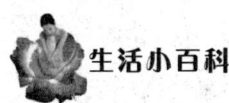 **生活小百科**

女职工的特殊假期——产检假

根据2012年4月14日国务院第200次常务会议通过的《女职工劳动保护特别规定》第六条,怀孕女职工在劳动时间内进行产前检查,所需时间计入劳动时间。

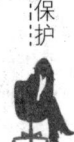

最新产假规定的产检假：

①怀孕第1~6个月，可享受1天假期，用于妊娠确认，申请生育指标，以及生产培训等。

②怀孕第6和第7个月，每个月可享受1天假期。

③怀孕第8个月，可享受2天假期。

④怀孕9个月以上，可享受4天假期，但其中2天已包括在预产假中。

2.18 女职工孕期在解除劳动合同上享有哪些特殊保护

用人单位不能依据《劳动合同法》第四十条的规定解除怀孕女职工的劳动合同，也不能根据《劳动合同法》第四十一条的规定，以裁员的形式解除怀孕女职工的劳动合同。有些用人单位，为了本单位的利益，一旦发现

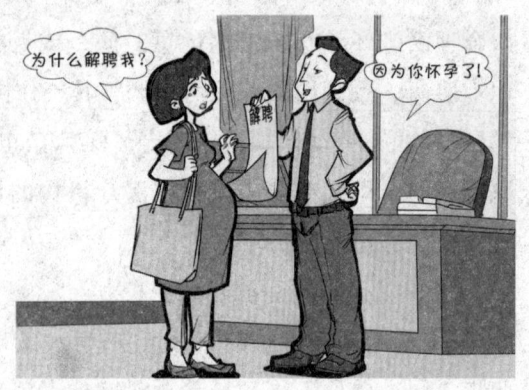

女职工怀孕，便以种种理由予以辞退或解聘，甚至在签订劳动合同时，就约定几年内不得怀孕，甚至是不能谈恋爱和结婚。

《中华人民共和国妇女权益保障法》就明确规定：任何单位不得以结婚、怀孕、产假、哺乳等为由，辞退女职工或单方解除劳动合同。

《劳动法》第29条规定：女职工在孕期、产期、哺乳期内的，用人单位不得解除劳动合同。这里的"用人单位"，包括国家机关、企业、事业、社会团体等一切雇用人员的单位。怀孕的女职工不仅在劳动合同的聘用期内不得解除合同，就是在劳动合同期满后，也有继续签劳动合同的权利。

第3章 产褥期保护

3.1 什么是产褥期

产褥期即俗称的坐月子,在医学教科书上称之为产褥期。

一般来说,产妇全身的器官要经过6~8周的休养和护理,才能逐渐恢复到孕前的状态,这6~8周医学上就叫作产褥期。产褥期大部分时间多是在家里度过的,所以一定

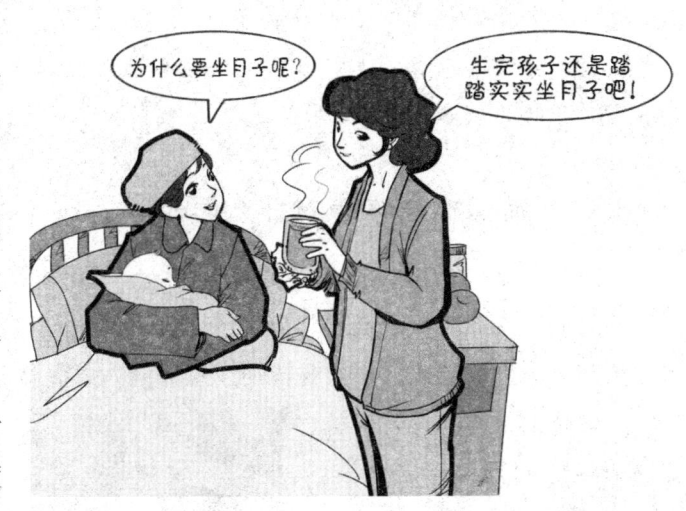

要掌握相关的卫生保健知识,这对产妇身体的恢复和今后的健康关系很大。

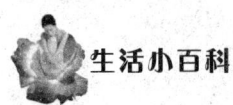

坐月子的重要性

在正常的妊娠过程中,胎儿以及胎盘娩出以后,子宫就要有所恢复,胎盘剥离的创面完全愈合大概需要六周的时间,因此我们就把产褥期定

到产后的六周,也就是说从胎儿娩出以后到产后的六周这个时间叫作产褥期,民间俗称"月子"。

在坐月子的过程当中,实际上是产妇整个的生殖系统恢复的一个过程。恢复得不好,会影响产妇的身体健康。

产前孕妇担负着胎儿生长发育所需要的营养,母体的各个系统都会发生一系列的适应变化。子宫肌细胞肥大、增殖、变长,心脏负担增大,肺脏负担也随之加重,妊娠期肾脏也略有增大,输尿管增粗,肌张力减低,蠕动减弱。其他如肠骨内分泌、皮肤、骨、关节、韧带等都会发生相应改变。

产后胎儿娩出,母体器官又会恢复到产前的状态。子宫、会阴、阴道的创口会愈合,子宫缩小,膈肌下降,心脏复原,被拉松弛的皮肤、关节、韧带会恢复正常。这些形态、位置和功能能否复原,则取决于产妇在坐月子时的调养保健。

3.2 产褥期休息环境有什么要求

产后6~8周是产褥期,是产妇恢复身体、开始承担并适应母亲角色的重要时期。在此期间,母体系统的变化很大,子宫内有较大的创面,身体未完全康复。因此,产妇要特别注意保健,以保障母婴身体健康。

产妇休息、哺乳都需要一个良好的环境,居室要安静、整洁、光线充足、保持空气新鲜、温度适宜。

夏天,可以将房间内不直接对着产妇和婴儿的窗户打开通风,避免电扇直接吹向产妇,谨防感冒。可用空调保持室内温度

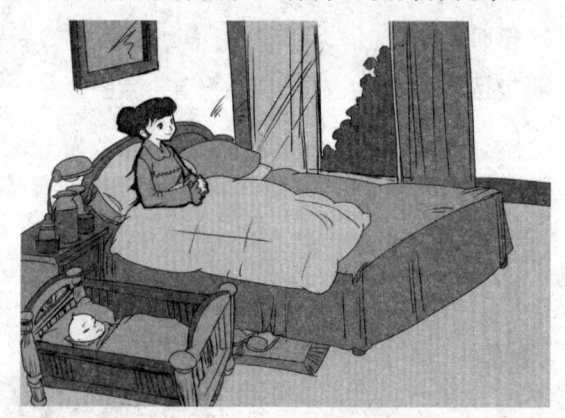

(25℃)。冬季注意保暖,每日开窗换气,先将产妇和婴儿送到另一间屋子,然后通风,每次20分钟,上、下午各一次。被褥要保持清洁、

松软。

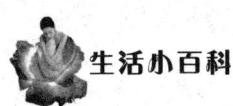 **生活小百科**

产妇如何吹空调

夏天天气炎热，对于正在坐月子的产妇来说的确是个很大的考验。产妇居室温度要适中，一般在22℃～25℃为好，太冷的话容易使产妇、宝宝患上感冒，室内的空气要保持流动、新鲜。吹空调要注意空调风不可以直接吹向产妇。

产妇休息的房间尽量选朝南的，夏天气温在30℃左右，要时常打开门窗、挂上竹帘，保持室内空气流通。

早晚窗户应开放换气，让室内外空气进行交换。室温达到30℃以上，则可开启电扇，因为电扇可促进空气对流，帮助产妇散热，使用空调不要把温度定得太低，一般维持在28℃左右即可。

空调应间断开启，不能连续运转，因室内产生的阳离子太多，人居其间，容易得空调病。

开空调通风的时候应将产妇与孩子换到另一个房间，一般每次通风20～30分钟，每天一两次。

3.3 产褥期饮食要求

乳母要补充身体消耗还要哺育婴儿，所需的营养比平时要多1/3，甚至成倍增加，所以产褥期的饮食不仅要有一定的数量，还要有一定的质量。饮食要求富含营养，容易消化，且不需要忌口，如果忌口太多，饮食就过于单调，难以满足产妇的营养需要。不过要注意少吃或不吃一些辛辣、生冷、有刺激性的饮食，以防消化功能紊乱或引起肠道疾病。另外，产后不要吸烟，

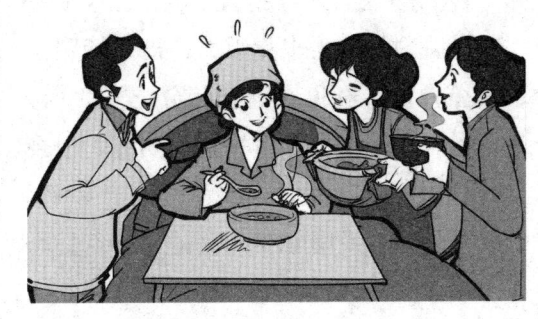

因为烟中的尼古丁会影响乳汁的分泌而导致母乳不足。

中国哺乳期妇女膳食指南提出了月子餐的饮食原则：

原则一	增加鱼、禽、蛋、瘦肉及海产品摄入。
原则二	适当增饮奶类、多喝汤水。
原则三	产褥期食物多样、不过量。
原则四	忌烟酒，避免喝浓茶和咖啡。
原则五	科学活动和锻炼，保持健康体重。
原则六	注意饮食干稀搭配，荤素搭配，避免偏食，清淡适宜，易于消化。

下面提出产褥期饮食的几点注意要求：

（1）富含蛋白质

月子里要比平时多吃一些蛋白质，尤其是优质动物蛋白质，如鸡、鱼、瘦肉、动物肝等；适量饮用牛奶、豆类也是产妇必不可少的补养佳品。但不可过量摄取，不然会加重肝肾负担，还易造成肥胖，反而对身体不利，一般每天摄入90～95克蛋白质即可。

（2）种类要多样化

不要偏食，粗粮和细粮都要吃，不能只吃精米精面，还要搭配杂粮，如小米、燕麦、玉米粉、糙米、标准粉、赤小豆、绿豆等。这样既可保证各种营养的摄取，还可使蛋白质起到互补的作用，提高食物的营养价值，对产妇恢复身体很有益处。

（3）多吃含钙食物

哺乳对钙的需求量很大，需要特别注意补充，应该每天增加25克左右的蛋白质，避免影响乳汁分泌量。因为从饮食中摄取蛋白质不足时，对乳汁中的蛋白质含量影响不明显，但会影响乳汁的分泌量。

（4）多吃含铁食物

产后出血及哺喂婴儿，补充铁也是非常必要的，不然容易发生贫血。如果在饮食中多注意吃一些含血红素铁的食物，如动物血或肝脏、瘦肉、鱼类、油菜、菠菜等及豆类等,就可防止产后贫血。

(5) 摄取必需脂肪

要注意摄取必需脂肪,其中的脂肪酸对婴儿的大脑发育很有益,特别是不饱和脂肪酸,对中枢神经的发育特别重要。饮食中的脂肪含量及脂肪酸组成,会影响乳汁中的这些营养的含量。但也不能摄取过度,脂肪所提供的热能应该低于总热能的 1/3。

(6) 多吃果蔬海藻类

产后禁吃或少吃蔬菜水果的习惯应该纠正。新鲜蔬菜和水果中富含丰富维生素、矿物质、果胶及足量的膳食纤维,海藻类还可提供适量的碘。这些食物可增加食欲、防止便秘、促进乳汁分泌。

(7) 多进食各种汤饮

一定要注意多喝汤。汤类味道鲜美,易消化吸收,还可促进乳汁分泌,如红糖水、鲫鱼汤、猪蹄汤、排骨汤等,需注意的是一定要汤和肉一同进食。

(8) 不吃酸辣食物

酸辣食物会刺激产妇虚弱的胃肠,引起很多不适。甜食最好只喝红糖水,过多吃其他甜食不仅影响食欲,还易使热能过剩并转化为脂肪,引起产后肥胖。

(9) 不吃腌制食物

腌制食物会影响产妇体内的水盐代谢,咖啡及含某些香辛料的食品可通过乳汁进入婴儿体内,影响他们的健康发育,特别要加以注意。

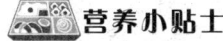
营养小贴士

月子营养食谱

◆ 川七乌鸡汤

原料:乌鸡半只,金丝枣6颗,陈皮10克,川七15克

调味料:盐1小匙

做法:

(1) 药材洗净;金丝枣泡水;川七敲碎;乌鸡洗净,切去鸡尾。

(2) 将药材与乌鸡放入炖盅内,加8杯水,隔水炖4小时后加盐

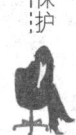

调味。

营养功效：帮助子宫收缩＋消肿止痛

◆ **参须鲈鱼汤**

原料：鲈鱼1条（约1斤），参须15克，红枣6颗，姜2片

调味料：香油1大匙，米酒1大匙，盐1/4小匙

做法：

（1）鲈鱼去鳃、鳞片、内脏，洗净切块备用。

（2）香油入锅烧热，放姜片煎香，放鲈鱼煎至两面表皮金黄后起锅。

（3）鲈鱼、姜片放入锅中，加参须、红枣、米酒和4杯热水，以小火炖煮1小时。最后加盐调味。

营养功效：强身健体＋益气养血

◆ **红糟鸡蛋面**

原料：红糟1大匙，老姜6片，鸡蛋2个，面条2把

调味料：香油1大匙

做法：

（1）姜片切丝；香油倒入锅中烧热；将鸡蛋煎成荷包蛋，起锅。

（2）另起油锅放入姜丝爆香，加入红糟翻炒1～2分钟，倒水以小火煮沸后熄火，盛入碗内。

（3）面条以滚水煮过后捞起，和荷包蛋一起放入红糟汤中。

营养功效：开胃健脾＋排出恶露

◆ **鸡肝粥**

原料：大米90克，鸡肝2副（约100克），葱1棵，姜2片

调味料：盐1小匙，酱油1小匙

做法：

（1）材料洗净；姜和葱切末，鸡肝切小丁备用。

（2）鸡肝丁放入碗中，加姜末和酱油拌匀，腌15分钟。

（3）大米入锅加水煮成粥状，再加鸡肝丁煮熟，加盐调味，撒上葱末。

营养功效：调养气血＋增强体力

3.4 产褥期日常护理

为了能顺利而科学地度过产褥期,更好地完成产后的恢复,应该注意以下几点:

要点一 房间环境适宜

产妇和婴儿的居室应清洁、明亮、通风好,温度及湿度适中。

要点二 营养合理平衡

不要专吃高蛋白、高脂肪饮食。食谱要广,蔬菜、水果中含有丰富的维生素及矿物质,也应有适当比例。为增加乳汁应多吃流食或半流食。

要点三 注意个人卫生

产褥期出汗多,应经常洗澡(不用盆浴),常换内衣,饭后要刷牙漱口,预防口腔感染和牙周炎;洗头、洗脚用温水也不会落下产后病。指甲要常剪,以免划伤婴儿柔嫩的肌肤。产后恶露多,开始的三至四天是鲜红色,渐渐变为褐色,分量渐少而转为淡黄色,要注意勤换月经纸,会阴要用温水冲洗,从前向后,以免将肛门的细菌带到会阴伤口和阴道内。

要点四 保持心情舒畅

心情好,不但有利于产妇自身的恢复,也可使乳汁分泌增多,更好地哺育婴儿。部分妈妈在产后数天会出现情绪低落。原因是体内激素浓度的突然变化所致。通常这种产后的情绪低落在短期内便会消失,但若情况持续就应请医生治疗。

要点五 适当进行锻炼

不要躺在床上一动不动,而应卧床休息与适当活动相结合。分娩次日就可在床上翻身,半坐式与卧式交替休息,以后可在床边及房内走动,并进行产后体操,可保持健康及尽早恢复体型,也可减少便秘。

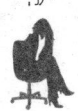

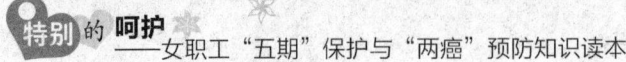

要点六　保证充分休息

产妇的休息要与婴儿同步，孩子睡觉时抓紧时间休息，这样既可得到充分的休息，又可保证足够乳汁。尽量安排家人分担家务及照顾宝宝，争取充足的休息时间。

要点七　注意安全避孕

通常月经在产后两三个月才恢复，母乳喂养的母亲则要更长的时间。产后月经未复潮前也有可能受孕，性生活不能开始过早，应在产褥期以后才恢复性生活，并要采用适宜的避孕方法。

要点八　坚持纯母乳喂养

可以促进子宫复旧和减少产后出血，还有利于恢复体形。

要点九　按时产后检查

依照医生或医院的指示定期产后检查。

3.5 坐月子注意事项

坐月子时饮食方面有所禁忌，一定要避开这些禁忌，为日后的身体健康打下基础。

（1）忌吃硬、咸、生冷食物

产妇在产后身体虚弱，活动量较小，吃硬食容易造成消化不良。咸食中含盐较多，容易引起产妇体内水钠潴留，造成浮肿；夏季坐月子，产妇有时会吃些生冷食物，如冰淇淋、冰冻饮料和凉拌菜等，但产后过早食用这些食物，不仅会影响牙齿和消化功能，还容易损伤脾胃，不利于恶露排出。

（2）忌急于服用人参

刚生完孩子的产妇，精力和体力消耗很大，需要卧床休息，如果此时服用人参，反而因兴奋难以安睡，影响恢复。因此，产妇在生完孩子的一个星期之内，不要服用人参。分娩7天以后，等伤口已经愈合，此时服点人参，有助于产妇的体力恢复。但也不可服用过多，人参属热，夏天服用，更易导致上火。

（3）忌过多吃鸡蛋

尽管鸡蛋富含优质蛋白质，营养价值很高，很适合产妇食用，但并不是吃得越多越好。鸡蛋吃多了人体并不能完全吸收，反会增加肠胃的负担，影响其他各种食物的摄取，造成营养摄取不均衡，不仅不利于产妇的身体康复，而且也不利于乳汁分泌。一般来讲，月子里每天吃3~4个鸡蛋较为适宜。

（4）忌多吃味精

为了婴儿不出现缺锌症，产妇忌多吃味精。特别是12周内的婴儿，如果哺乳期间的妈妈在摄入高蛋白饮食的同时，又食用过量味精，会导致婴儿缺锌症。婴儿不仅易出现味觉差、厌食现象，还会造成智力减退、生长发育迟缓等不良后果。

（5）忌喝大量白开水

一般产妇在怀孕末期通常都会有水肿现象，而产后坐月子正是身体恢复的黄金时期，这段时间要让身体积聚的所有水分尽量排出，如果产妇喝进太多水，反而不利于身体恢复。如果是剖宫产的产妇可能需要服用一些药物，则仍需饮适量的水分，但不要一次性大量饮用，而应该分次适量饮用。

（6）忌过早大量喝汤

如果婴儿刚出生就让产妇大量喝汤，容易使产妇大量分泌奶水，而刚刚出生的婴儿胃容量小，吸吮力也较差，过多的奶水会瘀滞于乳腺导管中，导致乳房胀痛，不仅造成产妇痛苦，还会影响正常哺乳。

（7）忌喝红糖水太多

过多饮用红糖水，不仅会损坏产妇的牙齿，如果在夏天里坐月子的产妇喝得过多，还会导致出汗过多，使身体更加虚弱，甚至引起中暑。另外，红糖水喝得过多会增加恶露中的血量，造成产妇继续失血，反而引起贫血。

（8）忌长久看书或上网

产后过早或长时间看书、上网，会使产妇特别是孕期合并妊娠高血

压者眼睛劳累,日后再长久看书或上网容易发生眼痛。所以,在产褥早期不宜多看书或上网,待身体康复后量力而行。

(9) 忌过早穿塑身内衣

穿着紧身的塑身内衣会影响身体健康,不利于产后恢复,特别是剖宫产者。专家建议最好在产后1个月开始穿着,不过,哺乳的产妇还是应坚持使用哺乳文胸。

(10) 忌过早做剧烈运动

产后尽早运动,对促进体力恢复和器官复位有很好的促进作用,但一定要根据自身情况适量运动。有些产妇急于恢复身材,月子里便开始进行大运动量或较剧烈的锻炼。这样,会影响尚未康复的器官恢复,还会影响剖宫产刀口或侧切伤口的愈合。

3.6 产后如何保持口腔清洁

产妇比一般人更应注意口腔卫生。由于产妇进餐的次数多,食物残渣留在牙齿表面和牙缝里的机会增多,而口腔感染还是产褥感染的来源之一,因此,许多产妇在月子里不刷牙是不对的。产妇应该每天早、晚各刷一次牙,如能在每次进餐后都漱口,对健康更为有利。

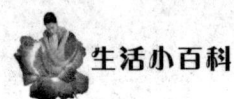
生活小百科

产妇如何刷牙

大家都知道生孩子后坐月子一定要好好坐,注意事项也很多,很多产妇就有疑问,坐月子期间可以刷牙吗?坐月子应该怎么刷牙呢?

老一辈遗传下来的是坐月子不能刷牙,其实这是错误的。坐月子是必须刷牙的,由于刚生完孩子,激素并没有完全恢复,牙龈容易出血,而且月子中会进行食补,如果不刷牙,容易引起口腔疾病。

首先,需要买产妇专用的牙刷,因为我们平时用的牙刷比较硬,如果用以前的牙刷会造成牙龈出血等情况,所以可以到母婴店购买产妇专用牙刷。

其次，刷牙的时候需要用温水刷牙，特别是在冬天，千万不要用冷水刷牙，同时也不能用太烫的水刷牙，均会刺激牙龈。

最后，每天早晚各刷一次牙，睡觉前一定要刷牙，其他时间进食后用温水漱口，可以适量使用漱口水。

月子期间注意补钙，因为产后牙齿容易松动，所以在月子期间可以多喝点骨头汤和其他含钙的食物，保证牙齿的健康。

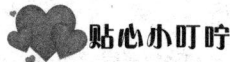**贴心小叮咛**

> 产妇刷牙不要使用以前的牙刷，月子应该用产妇专用的牙刷。刷牙的时候一定要用温水，不能用冷水和热水。

3.7 产后何时开始哺乳最好

开奶越早越好。因为婴儿吸吮奶头可以促进乳腺分泌乳汁，又有利于子宫收缩，使子宫早日恢复，同时，新生儿也能及早得到营养丰富的初乳，可谓"一举三得"。一般情况下，产后30分钟即可哺乳。

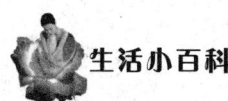**生活小百科**

产后开奶攻略

很多女性在妊娠中前期大多关心的是怀孕期间的饮食、生活健康以及胎儿的胎教，妊娠后期大多关心的是临产及生产时的注意事项，很少关心到产后如何哺乳甚至开奶，其实产后的开奶对喂养宝宝非常重要，如果不提前了解，可能遭遇乳头皲裂、乳腺炎等困扰，为了更好地让各位女性产后开奶顺利，有必要了解一些开奶的要点及注意事项。

1. 产前

虽然开奶指的是产后，但是产前其实就可以做一些准备了，产前的乳房按摩就是一个很好的促进顺利开奶的好办法。

孕期乳房按摩好处多：按摩可以软化乳房，使乳管腺畅通，增进乳

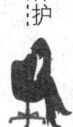

汁流出通畅。帮助准妈咪树立母乳喂养的信心。按摩乳房能清除乳管中因新陈代谢而产生的污垢和文胸里的棉絮组织。会刺激乳头和乳晕，使乳头的皮肤变得更好，将来宝宝吸吮也容易；防止产后乳房下垂。

2. 产后

（1）开奶从产后30分钟后开始

自然分娩的产妇，应该在生产完30分钟后就让宝宝吮吸自己的乳房。越早让宝宝吸到母乳，开奶就越顺利。这是母乳喂养的第一步。剖宫产的宝宝一般要在观察室里观察6个小时才能抱到妈妈的身边。产后30分钟后，妈妈应该用吸奶器来代替宝宝完成开奶的工作。越早对乳头进行刺激，越有利于开奶和母乳喂养。

（2）开奶需要尽早吸吮、勤吸吮

婴儿的吸吮反射通常在出生第一个小时内最强，这段时间即使没有乳汁分泌也要让宝宝吸吮。

（3）开奶的姿势

哺乳时要做到"三贴"，即婴儿的腹部贴着妈妈的腹部、婴儿的胸部贴着妈妈的胸部、婴儿的下巴贴着妈妈的乳房。这样的哺乳姿势有助于乳汁不断分泌，让产妇找到升级当妈妈的感觉。

3. 开奶注意事项

（1）吸吮小技巧避免乳头受伤

当宝宝吸吮时，妈妈如果感觉乳头疼痛，绝大部分原因是由于宝宝含奶头的姿势不正确所致。宝宝应含住整个乳晕、乳头才对，只含住乳头就会造成吸吮不当，从而令妈妈产生疼痛感，甚至把妈妈娇嫩的乳头吸破。如果乳头有受伤、破皮、皲裂或流血的现象，可以把乳汁挤出来或者用吸奶器吸出来，也可以戴上乳头保护器喂养宝宝。

（2）通畅乳管，经常排空

有很多新妈妈遇到这样的情况，开奶的时候乳管还没有通，乳汁就下来了。乳房胀得像块石头疙瘩，疼得泪流满面。还有的妈妈乳量很足，婴儿吃不完，没有及时挤出来的乳汁造成了乳腺炎。这个时候，吸乳器就派上了很大的用场。没有足够大的吸吮力量及乳汁分泌过多的情况下，一定要借助外力把乳汁及时排空。可以请专业推拿按摩师帮助通开乳腺导管，配合热敷。

（3）合理饮食

刚生完的第一个星期不能过补。老一辈经常是带着鸡汤、甲鱼汤等"十全大补汤"守候在产房外，生完宝宝后更是每天一只鸡地补。这样做反而容易让新妈妈产生胀奶问题。刚生产完的第一个星期饮食应清淡，营养均衡，以开胃为主。

（4）剖宫产妈妈切莫错过开奶最佳时间

常有剖宫产妈妈说自己奶水不足，其实剖宫产妈妈也能顺利哺乳。剖宫产妈妈开奶时间大部分比顺产妈妈要晚。新生儿刚从妈妈的肚子里捞出来，可能会因麻药作用而没兴趣马上吃奶，这时妈妈不要等，应照样把乳头送进婴儿口中，让他吮吸，这样才能刺激乳汁分泌。

营养小贴士

催乳食谱

◆ 豆腐酒酿汤

原料：豆腐200克，红糖、酒酿各50克

做法：将豆腐、红糖、酒酿放入锅内，煮约15分钟即可食用，每日可服食两次。

营养功效：养血活血、催乳发奶、清热解毒。既能增加乳汁的分泌，又能促进子宫复旧，有利于产后恶露的排出。

◆ 黑芝麻甜酒

原料：黑芝麻15克，甜酒50克

做法：将黑芝麻炒熟，研成细末。将甜酒（米酒）放入锅内，加入适量清水，并将黑芝麻放入拌匀，煮约15分钟，即可食用。

营养功效：生精益肾，养肝补血，催乳发奶。

◆ 猪蹄黄豆汤

原料：猪蹄两只，黄豆100克

做法：将猪蹄洗净，剁成4块，放入锅内煮开，捞出用清水再洗一次。黄豆洗净，提前泡好加水1000克，用小火煮2小时，放入猪蹄烧

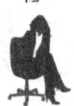

开,改用微火烧至黄豆、猪蹄均已酥烂,再加精盐等调味即可。

营养功效:健脾生乳、养血益体,对于产妇恢复有极好的促进作用。

◆ 鲫鱼炖蛋

原料:鲫鱼两条(约500克),鸡蛋3个。

做法:将鲜活鲫鱼剖腹、洗净。锅放炉火上,放入清水200克及精盐5克烧开,下鲫鱼,烧1分钟左右,连汤盛出。再将鸡蛋打入碗内,加入清水125克、精盐1克,上笼蒸至凝固时取出,随即将鱼放上,浇上煮鱼原汤,撒上葱末、姜末,淋入食用油,再放笼内,用大火蒸5分钟即可。

营养功效:生精养血、补益脏腑、下乳催奶,既可增进乳汁分泌,又能促进产妇恢复。

3.8 产后何时开始性生活

由于人们都习惯于把满月当作产妇身体完全复原的标准,所以多数夫妻在孩子刚满月时就恢复了性生活,实际上为时尚早。因为分娩对子宫内膜和阴道壁所造成的损伤,在4周内是不可能完全愈合恢复的。专家们认为,产后6~8周后恢复性生活才是安全的。

剖宫产术后应在产后三个月后再开始性生活,最好是来过一次月经以后。如果哺乳、子宫复旧良好,同房一般没有问题,但也要注意采取避孕措施。一般较好的避孕方法可用男用避孕套。

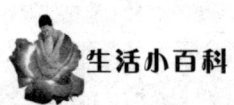 生活小百科

产后同房注意事项

1. 房事要适度

产后恢复房事的时候,不可过度,动作要轻柔。产后哺乳的妇女卵巢功能是被抑制的,卵巢内的卵泡是静止的。这种静止、不发育的卵泡不可能产生雌激素。而缺少雌激素作用的阴道黏膜不仅较薄,而且较脆弱,缺乏弹性。

2. 避免阴道裂伤

产后同房引起的阴道裂伤的主要表现是性交后阴道活动性出血，血色较鲜红，有的女性可出现疼痛。一旦发生同房后活动性出血，就应及时就诊，以免引起出血过多。

3. 注意避孕

避孕措施不可少。研究表明，未哺乳的女性约于产后40～50天的时候就可恢复排卵，不完全哺乳者约于产后3～8个月之间可恢复排卵，即使完全哺乳的新妈妈也可有2%以上的怀孕率。

3.9 产后多久可以运动

很多爱美的女性分娩过后，就想马上做运动，甩掉多余的脂肪。但产后开始运动的时间，因分娩方式而异。

（1）自然分娩的妈妈

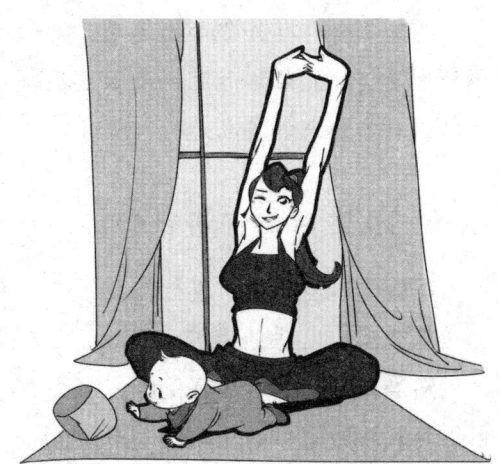

在产后2～3天就可以下床走动，3～5天后就可做一些收缩骨盆的运动；产后两个星期，就可以做柔软体操或伸展运动。这里要特别注意，若顺产但有产后大出血的情况，需要视身体的情况而定。

（2）剖宫产的妈妈

视伤口愈合情况而定，一般来说，月子过后可开始做伸展运动，而产后6～8周才适合做锻炼腹肌的运动。

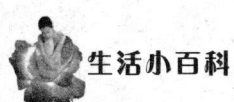 **生活小百科**

哪些运动适合产妇

一般产后半年内，产妇身体尚在康复阶段，温和有氧的运动比较适宜。产后六个月后，就可以选择较为剧烈的运动。

1. 散步

对于产后虚弱的新手妈妈来说，散步强度小，实现起来容易，是最简单、最有效的锻炼方式。不过要注意，散步也需要循序渐进，要有计划有规律。刚刚开始散步时最好一次散步5~10分钟，以后慢慢地增加到每次散步30分钟左右。最好每次增加的时间不要超过5分钟，一次一次地增加。最好以平时习惯的频率不断地增加散步的时间。

2. 深呼吸

对于刚刚生产完的妈妈来讲，深呼吸，有助于促进阴道恢复和预防子宫脱垂。妈妈可以仰卧或侧卧在床上，慢慢吸气，有意识地紧缩阴道周围及肛门口肌肉，闭气保持1~3秒再慢慢放松呼吸，重复5次。

3. 产后瑜伽

瑜伽是一种有益身心的运动，产妇学习产后瑜伽操，不仅有助于身体的康复，也能让体形变得修长漂亮。产后瑜伽有特别针对不同部位的运动，对产妇来讲实在是一大福音。

3.10 产后如何进行锻炼

产后要适当活动，进行体育锻炼，有利于促进子宫收缩及恢复，帮助腹部肌肉、盆底肌肉恢复张力，保持健康的形体，有利于身心健康。产后适当休息，卧床最好侧卧，多翻身，尽量少仰卧。产后12~24小时可以坐起并做简单的活动。生产24小时后就可以锻炼，不用器械，躺在床上即可进行。开始应有人协助，以后可以自己慢慢做。根据自己的身体条件可做些：俯卧运动、仰卧屈腿、仰卧起坐，仰卧抬腿，肛门及会阴部、臀部肌肉的收缩运动。根据自己的能力决定运动时间、次数。注意不要过度劳累，开始做15分钟为宜，每天1~2次。

 生活小百科

常见的产后运动项目

产妇身体虚弱,温和的有氧运动适合产妇,比如,散步、慢跑等。下面介绍一些有益健康的运动项目。

1. 会阴收缩运动

目的:促进阴道恢复和预防子宫脱垂

时间:自产后第一天开始

方法:仰卧或侧卧吸气,紧缩阴道周围及肛门口肌肉,闭气,持续1~3秒再慢慢放松呼吸,重复5次。

2. 胸部运动

目的:使乳房恢复弹性,预防松弛下垂

时间:自产后第三天开始

方法:平躺,手平放于身体两侧,将两手向前直举,双臂向左右伸直平放,然后上举至两掌相遇,再将双臂在两侧伸直平放,再回前胸后回原位,重复5~10次。

3. 颈部运动

目的:加强腹肌张力,使颈部和背部肌肉得到舒展

时间:产后第四天开始,每天5~10次

方法:平躺仰卧于地面;抬高颈部,使下巴向胸部贴近,身体保持不动,眼睛直视腹部,再回到原来姿势。

4. 臀部运动

目的:促进臀部和大腿肌肉收缩

时间:自产后第七天开始

方法:平躺,将左腿弯举至脚跟触及臀部,大腿靠近腹部,然后伸直放下,左右交替同样动作5~10次。

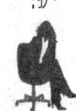

3.11 产后抑郁症有哪些表现及应对方法

产后抑郁症是女性精神障碍中最为常见的类型，是女性生产之后，由于性激素、社会角色及心理变化所带来的身体、情绪、心理等一系列变化。典型的产后抑郁症是产后6周内

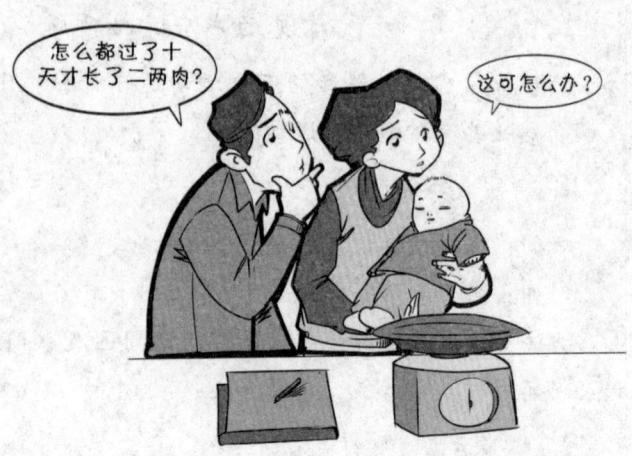

发生，可持续整个产褥期，有的甚至持续至幼儿上学前。产后抑郁症的发病率在15%～30%。产后抑郁症通常在6周内发病，可在3～6个月自行恢复，但严重的也可持续1～2年，再次妊娠则有20%～30%的复发率。

以下是产后抑郁症最常见的几个症状：

·白天情绪低落，夜晚情绪高涨，呈现昼夜颠倒的现象。

·几乎对所有事物失去兴趣，觉得生活索然无味。

·食欲大增或大减，体重变化较大。

·睡眠不佳或严重失眠，因此白天昏昏欲睡。

·精神焦虑不安或呆滞，常为一点小事而恼怒，或者几天不言不语、不吃不喝。

·身体异常疲劳或处于虚弱状态。

·思想不能集中，语言表达紊乱，缺乏逻辑性和综合判断能力。

·有明显的自卑感，常常不由自主地过度自责，对任何事都缺乏自信。

·有反复自杀的企图。

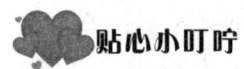
贴心小叮咛

> 预防产后抑郁症最为重要，而且应以产前宣教做起。要让丈夫理解在孕期和分娩过程中的痛苦，充分估计到产褥期妻子可能潜在的心理问题，以便给予必要的关怀、引导，使妻子顺利度过产后这一段危机时期，避免产后抑郁症的发生。

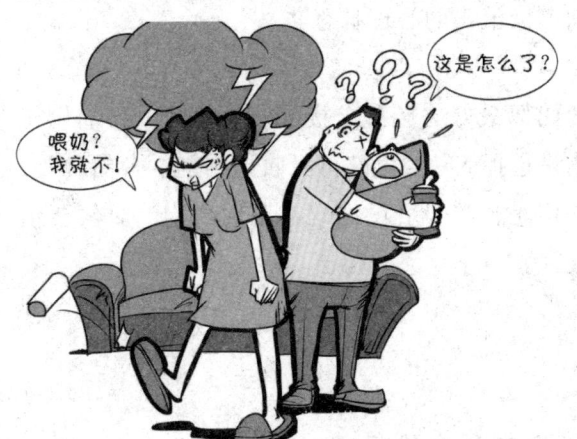

虽然产后抑郁症会对生活产生很多负面的影响，但是只要以积极的心态面对，就可以重新做回自信靓丽的新妈妈。以下就是赶走产后抑郁症的六种方法。

（1）知性的心理辅导

对于患有抑郁症的产妇来说，最缺少的就是被认同和理解，不管采取认知疗法还是自我强化，对产妇走出抑郁都有重要的作用。提高产妇对妊娠和分娩的过程的正确认知，做好角色的转换，鼓励患者保持一个愉快的心情，帮其树立自信。

（2）家人的帮助

家人尤其是丈夫，要了解有关产后抑郁症的相关知识，并给产妇细心的呵护，主动承担家务和照顾宝宝。日常生活中多和妻子沟通，注意观察产妇的情绪，避免在生活中刺激产妇，以免加重抑郁的程度。

（3）适当的自我宣泄

随着宝宝的到来，初为人母总会在育儿方面感到压力，常遇到一些手足无措的事情。家人要给予充分的支持和理解，不要让其承受太多的思想压力，产妇也可以通过合适的渠道来释放自己的情绪和压力，比如阅读、参加集体活动、运动、向朋友诉说等方式。

（4）不可小觑的营养疗法

日常饮食中，如果长期缺乏某种单一营养素也会引起抑郁症，孕妇

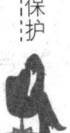

不管在妊娠期还是产后，都要注意自己的饮食，多吃含有氨基酸和B族维生素的食物，尤其是产后，家人可给产妇做一些可口的饭菜，营养全面有利于精神健康。

（5）物理疗法

物理疗法相对于药物治疗来说，无副作用，主要是借助提高5-HT的分泌量来释放甲肾上腺素，促进神经细胞的兴奋，使患者可以有效地抑制自己的情绪，缓解之前消极沮丧的心理状态。

（6）药物治疗需谨慎

产后抑郁症比较严重的妈妈最好去医院，接受药物治疗。目前用于治疗抑郁症比较广泛的药物是选择5-羟色胺再吸收抑制剂、舍曲林等，配合镇痛安眠垫一起使用。但是，喂母乳的妈妈在服用药物的时候要慎重考虑，避免给宝宝带来伤害。

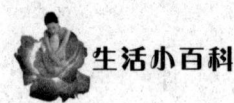 生活小百科

产后抑郁症的护理

家属要学习和掌握疾病知识，正确对待疾病，多给予理解、关心和支持。学会观察和识别方法，一旦发现，尽早干预，到正规医疗机构治疗，避免病情加重，避免不良的后果发生。

因患者病后会有各种能力不同程度地下降，配偶和家人要主动承担家务和分担照料孩子的事务。

为患者创造安静、闲适、健康的休养环境和氛围，对患者日常生活进行照顾，让患者感受到温馨和支持。

在照顾孩子的忙碌中，别忘记多与患者沟通，观察情绪变化，对焦虑、忧郁、自责情绪进行劝解疏导，对悲观的情绪要给予其信心和希望，注意发现悲观的情绪和自伤自杀、伤害孩子的先兆，避免不良的行为发生。

如果病情严重，考虑住院治疗。

3.12 产假有何规定

生育分娩是妇女正常的生理过程，但它给产妇在精神上和肉体上带来了紧张、劳累和疼痛。怀孕后生理机能所产生的变化需要在产后逐渐恢复到怀孕前的健康状态，分娩时的体能消耗也需要休息和补充营养。因此，生育期的保护对女职工来说不仅必要，而且重要。

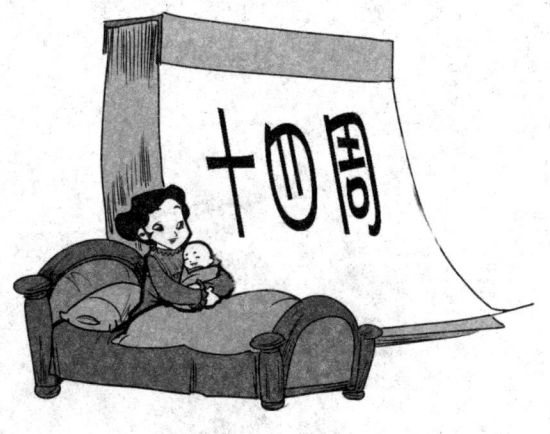

《女职工劳动保护特别规定》第七条规定："女职工生育享受98天产假，其中产前可以休假15天；难产的，增加产假15天；生育多胞胎的，每多生育1个婴儿，增加产假15天。"

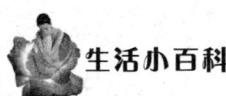
生活小百科

女职工产假期满工作是否有恢复期

产假期满后不能适应原工作的，根据《女职工保健工作规定》第十一条规定：产假期满恢复工作时，应允许有1～2周时间逐渐恢复原工作量。

3.13 流产能够享受产假吗

流产也应该有产假，产假的主要目的是为了让女职工恢复身体健康而给予的休养时间，并不是只有生产分娩才享有。

《女职工劳动保护特别规定》第七条规定："女职工怀孕未满4个月流产的，享受15天产假；怀孕满4个月流产的，享受42天产假。"

《女职工劳动保护特别规定》第八条规定："女职工生育或者流产的

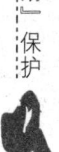

医疗费用,按照生育保险规定的项目和标准,对已经参加生育保险的,由生育保险基金支付;对未参加生育保险的,由用人单位支付。"

由上述可知,流产也是可以享有产假的,并且可以同等地享有产假待遇。

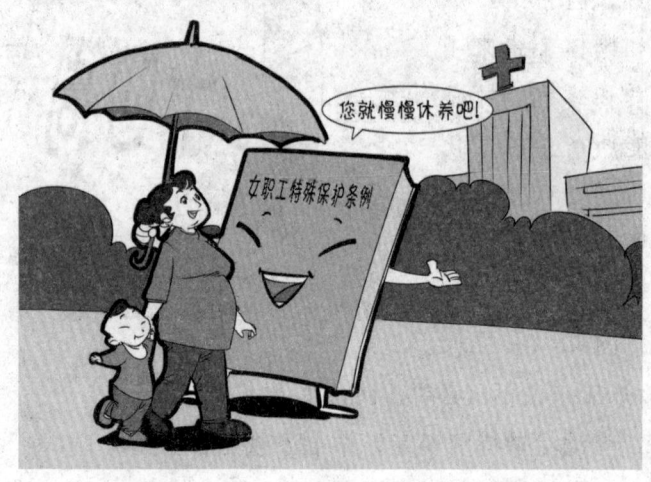

3.14 生育二胎能够享受产假吗

休产假与产假待遇是不同的概念。

《女职工劳动保护特别规定》第七条规定:"女职工生育享受98天产假,其中产前可以休假15天;难产的,增加产假15天;生育多胞胎的,每多生育1个婴儿,增加产假15天。女职工怀孕未满4个月流产的,享受15天产假;怀孕满4个月流产的,享受42天产假。"

这说明女性的生育产假是法定的,产假针对的是将要生育的女职工,为保证其能够正常生育、恢复身体健康而给予其休养的时间,满足的是生育人员生理上的需求。因此,只要有生产的事实,就可以要求享有产假。

如果女职工违反了计划生育政策,可以休产假,但不能享受符合计划生育政策女职工一样的产假期间的相关待遇,这些待遇包括生育检查费、接生费、手术费、住院费和药费等以及产假期间的生育津贴。具体的政策根据所在单位的规章制度而异。

3.15 产假期间工资如何发放

我国的产假是带薪休假的模式,《女职工劳动保护特别规定》第五条规定:"用人单位不得因女职工怀孕、生育、哺乳降低其工资、予以辞退、与其解除劳动或者聘用合同。"

《中华人民共和国劳动法》第八条规定:"女职工生育或者流产,用人单位已经参加生育保险的,由生育保险基金按照用人单位上年度职工月平均工资标准支付女职工生育津贴;用人单位未参加生育保险的,由用人单位按照女职工生育或者流产前工资标准支付工资。"

也就是说,女职工休假期间的工资不得低于员工本人标准工资。女职工产假期间一般不从单位领工资,而是享受生育生活津贴,有多长产假,就领多久的生育生活津贴。如果你所在单位没有为女职工缴纳生育保险,那么你的产假工资应由用人单位支付。

3.16 生育保险如何报销

女职工生育保险报销比例标准如下:

(1) 女职工生育按照法律、法规的规定享受产假。产假期间的生育津贴按照本企业上年度职工月平均工资计发,由生育保险基金支付。

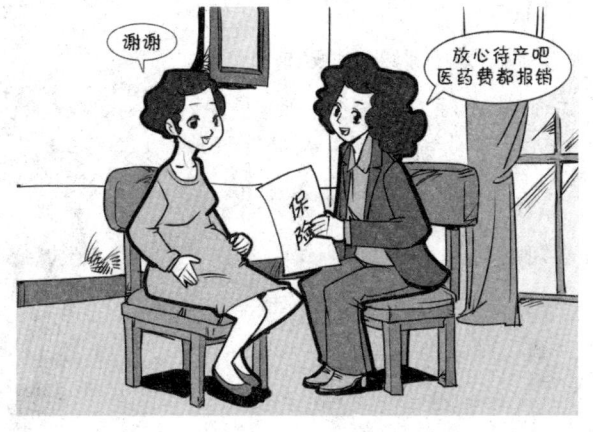

(2) 女职工生育的检查费、接生费、手术费、住院费和药费由生育保险基金支付。超出规定的医疗服务费和药费(含自费药品和营养药品的药费)由职工个人负担。

(3) 女职工生育出院后,因生育引起疾病的医疗费,由生育保险基金支付;其他疾病的医疗费,按照医疗保险待遇的规定办理。女职工产假期满后,因病需要休息治疗的,按照有关病假待遇和医疗保险待遇规定办理。

(4)女职工生育或流产后,由本人或所在企业持当地计划生育部门签发的计划生育证明,婴儿出生、死亡或流产证明,到当地社会保险经办机构办理手续,领取生育津贴和报销生育医疗费。

生育保险政策强调,生育津贴高于本人产假工资标准的,用人单位不得克扣;生育津贴低于本人产假工资标准的,差额部分由用人单位补足。

举例来说,一名女职工每月生育津贴为5000元,而用人单位当月的平均工资为4500元,由生育保险基金统一支付给单位后,超过平均工资的500元用人单位不能克扣;假如女职工每月生育津贴为3500元,而用人单位当月的平均工资为4500元,其中的1000元差额需要由用人单位补足。

3.17 产假期间劳动合同到期怎么办

《中华人民共和国劳动法》第二十九条规定,劳动者有下列情形之一的,用人单位不得依据本法第二十六条、第二十七条的规定解除劳动合同:

(一)患职业病或者因工负伤并被确认丧失或者部分丧失劳动能力的。

(二)患病或者负伤,在规定的医疗期内的。

(三)女职工在孕期、产假、哺乳期内的。

(四)法律、行政法规规定的其他情形。

由上述可知,在女职工产假期间,用人单位是不可以单方解除劳动合同的。如果在医疗期、孕期、产期和哺乳期内,劳动合同期限届满,用人单位也不得终止劳动合同。劳动合同的期限应自动延续至医疗期、孕期、产期和哺乳期满为止。

第4章 哺乳期保护

4.1 什么是哺乳期

哺乳期是指产妇产后用自己的乳汁喂养婴儿的时期,就是开始哺乳到停止哺乳的这段时间,一般长10个月至1年左右。

《女职工劳动保护特别规定》第九条规定:"对哺乳未满1周岁婴儿的女职工,用人单位不得延长劳动时间或者安排夜班劳动。"由此可见,哺乳期应为12个月,即从婴儿出生之日起至满1周岁。

4.2 母乳喂养多长时间合适

母乳营养丰富,营养价值高,成分优质,而且比例适宜;母乳中含有大量抵抗微生物的成分,可以帮助宝贝抵抗各种疾病。母乳喂养可以增进母子之间的感情交流;同时还有利于母体的产后恢复。

那么母乳喂养到底应该坚持多久呢?

国际卫生组织、国际母乳会等机构提倡母乳喂养应坚持到孩子满两岁。

纯母乳喂养是出生后6个月内婴儿的首选喂养方式,有助于婴幼儿获取最佳的生长、发育及健康状态;婴儿6个月以后需要及时、足够、安全和适当添加辅食,同时继续母乳喂养至2岁或2岁以上。

 **生活小百科**

母乳喂养的好处和注意事项

1. 母乳喂养的优点

①母乳营养成分全面、营养素比例适合婴儿消化能力与需要,尤其

最初4~6月最为适宜，有利于婴儿的生长发育。不仅如此，它还可以随着婴儿的成长而调整乳汁的成分，与婴儿的需要相适应。

②母乳含丰富的免疫成分，降低婴儿感染感染性疾病的发生率。

③人乳为直接喂哺，无感染变质的可能，且方便经济，乳量随婴儿成长而增加。

④喂哺母乳可增进母子感情，并可密切观察婴儿细微变化。

⑤母亲产后即哺乳，促进母亲产后恢复并有避孕效果，减少乳母患肿瘤的机会。

2. 母乳喂养成功的关键

（1）提早开奶

正常分娩的健康母亲于产后0.5~1小时可尝试喂哺自己正常的足月儿，虽然此时母亲的初乳很少，但新生儿有力地吸吮是促使泌乳的最好方法，也促进母婴的相互适应。

（2）按需哺乳

新生儿期只要母亲感到奶胀或小儿饥饿哭吵即可喂乳，一般每日喂哺10~12次。当乳量增加后，婴儿睡眠时间逐渐延长，自然进食规律出现，随着年龄的增大，两次哺乳间隔时间逐渐延长，生后2个月内昼夜7~8次，每2.5~3小时喂一次；3~4个月大约6次，夜间可减少一次。喂哺时两侧乳房轮流，先从一侧开始，这侧乳房排空后，再喂另一侧，每次哺乳应尽量让婴儿吸奶到满足为止，时间为15~20分钟为宜。

（3）正确的哺乳姿势

母乳哺乳姿势可各种各样，但应做到胸贴胸，腹贴腹，婴儿下巴贴乳房。母婴均感到舒适，乳母将拇指和食指分别放在乳房的上下方托起乳房，将乳头刺激婴儿的上、下唇，引起觅食反射，婴儿应含乳晕的大部分，婴儿在吸吮时充分挤压乳晕下的乳窦，使乳汁排出。同时有效地刺激乳头上的神经末梢，促使泌乳和摄乳反射。喂哺完毕，将婴儿抱直，头部靠在母亲肩上，轻拍背部促使胃内空气排出，然后保持右侧卧位，以防呕吐。

3. 断奶

婴儿出生后4~6个月生长发育迅速，母乳喂养是最理想的。但4~

6个月以后单纯母乳已不能满足婴儿生长发育的需要,而且婴儿常因眷恋母乳而拒绝其他食品,出现食欲缺乏或食欲异常,常有体重减轻、营养不良或贫血等。因此应在适当时期断奶。断奶应逐渐进行,在正常添加辅助食品的条件下,一般先从6~8个月起每日先减少一次哺乳,用辅助食品代替,以后逐渐减少哺乳次数直至断奶。2岁时即使仍有少量母乳也应停止哺喂。在炎热夏季或婴儿患病时不宜断奶,以免发生腹泻等消化系统紊乱。

综上所述,如果没有禁忌症,母乳应是婴儿的最佳食品。母乳喂养婴儿不但可以使婴儿获得必需的营养,而且可以获取精神上的满足。尽管现代工业及乳制品开发商以母乳为"金标准"来改善代乳品的性能,但永远不会存在任何一种可以完全无异于母乳的代乳品。母乳喂养婴儿是每位母亲的天赋,有着其他任何喂养方法所无法比拟的优点。

4.3 母乳喂养要注意什么

在我国,一直都提倡母乳喂养,因为天然的母乳,其营养最全面、充分。当然,母乳喂养,也有一些需要注意的问题,具体介绍如下。

(1) 从出生到6个月,为婴儿提供充足的母乳

婴儿一生中有两个生长高峰期,第一个生长高峰期就在1岁以内,特别是6个月以内,可以说是高峰期中的高峰,月龄越小增长越快,这从婴儿体重、身高增长曲线上就能充分体现出来。母乳中含有4个月内婴儿生长发育所需要的所有营养物质,所以婴儿4个月前不必添加任何食物、水及其他饮料,建议用纯母乳喂养。

(2) 按需喂养

母乳喂养时,尤其是第1个月,按需哺乳非常重要。

(3) 及时添加辅食,为婴儿提供全面的营养

婴儿满4个月后,不论母乳量分泌多少,单纯母乳已经不能完全满足婴儿的发展需要,必须按照婴儿辅食添加原则,开始及时为婴儿添加辅助食品,如蛋黄、菜泥、淀粉类食物等,以预防贫血和其他问题。

辅食的添加不是可有可无,要把它与哺乳等同起来。比如泥糊,它

在人类饮食从液体过渡到固体中起着承上启下的作用。辅食种类及分量的不断增加，不仅是婴儿获取全面营养的保证，而且可以使婴儿逐渐进入离乳期，为以后完全断奶做好生理和心理准备。

（4）哺乳期妈妈一定要注意自身的营养和健康

哺乳期的妈妈应该坚持补钙和维生素A、维生素D的补充，为婴儿提供优质"奶源"。如果妈妈缺钙，为保证乳汁中钙含量的恒定，就要动用妈妈本身的骨钙，会造成乳母骨软化、骨质疏松、腰腿疼痛等。

母乳的成分会随产后时期的不同有所改变，有些外在的因素还会暂时影响乳汁的分泌量，在注意正确哺喂的同时，注意劳逸结合、心情舒畅，不要过早节食，这样才能保证乳汁的正常分泌，且营养及免疫成分不会下降。

（5）职场妈妈要保证乳汁分泌量不下降

可以将奶挤出来储存在奶瓶里，白天让看护人喂给婴儿，早、晚坚持哺乳；短期出差的妈妈可以提早把奶挤出来，储存在冰箱冷冻室里，由看护人喂给孩子；妈妈在工作及出差中，要注意及时挤奶。

（6）断奶应循序渐进

一般情况下，可以从婴儿8个月开始，逐渐减少哺乳次数，并以辅食等代替。当然母乳不足者可提前断乳，尽量做好衔接，便于婴儿生理和心理的适应。

（7）注意断奶的季节

断奶的季节最好是春、秋季节，气温不高不低，尽可能避免夏季断奶。

贴心小叮咛

宝贝体弱或生病时，尤其有过敏体质或肠道有问题的宝贝，建议哺乳至1岁以上。

吃母乳的宝宝，如果临床检查缺钙，可以不额外补钙。这时宝宝缺钙实际上是缺乏维生素D，钙、磷转化出现问题。

4.4 哺乳期如何母乳喂养

很多女性生完孩子回到工作岗位，利用工作间隙存储母乳，晚上背回家给婴儿当第二天的"口粮"。她们的行动口号是"人上班了，把最原汁原味的乳汁留给孩子"。在她们的眼中，母乳已经不单单是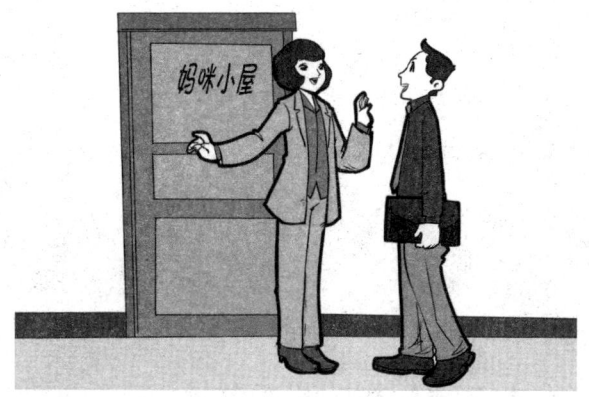一种食物，而是承载着母亲对孩子的爱和牵挂。那么现代企业中的女职工如何能既上班又让婴儿喝到母乳呢？

第一步 准备用品

> 消毒密封好的吸奶器，以及储奶用具——与吸奶器配套的奶瓶若干个，或者母乳保鲜袋；最好选适宜冷冻的、密封良好的塑料制品；其次为玻璃制品，最好不要用金属制品，母乳中的活性因子会附着在玻璃或金属上，降低母乳的养分。

第二步 吸奶

> 找好一个适合吸奶的地方，比如空闲的办公室、会议室等人员少进的地方，吸奶之前最好和大家打个招呼，不要打扰。彻底清洁双手，用干净的纱布或毛巾把乳房擦拭干净，然后把最初的乳汁挤出去一些，清洁滋润一下乳头。

第三步 储存

> 如果企业里有冰箱那就最好了，如果没有，可以考虑购买一只便携式小冰箱或者保冷背袋，通过冰袋对母乳进行保鲜；还可以在保温瓶中放入冰块，再将母乳瓶密封后放置其中，温度要控制在4℃以下，冷藏的母乳应该在24小时内食用。

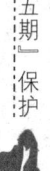

> **第四步** 解冻
>
> 先放冷藏室解冻，也可用冷水冲洗保鲜袋快速解冻，逐渐加入热水，直至到哺喂温度，不要直接炉火加热，会破坏养分。解冻后的母乳不能再次冷冻。母乳冷冻后会有分层现象，这是正常的，摇匀即可。

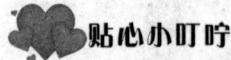贴心小叮咛

> 工作无论多忙，都应保证每3小时挤一次奶。不但可有效防奶胀，也保证了泌乳量，使母乳喂养可更好地继续下去。

4.5 哺乳期饮食要求

哺乳期吃得好能让新手妈妈奶水更充足，让婴儿可以吸收更多的营养，更好地成长起来，也能让妈妈的身体恢复得更好。那么，哺乳期吃什么好？

（1）增加鱼、禽、蛋、瘦肉及海产品的摄入

要保证哺乳期女性摄入充足的优质蛋白质，如果蛋白质缺乏，会影响乳汁的质与量。动物性食品如鱼、禽、蛋、瘦肉等可提供丰富的优质蛋白质，哺乳期女性每天应增加总量100～150克的鱼、禽、蛋、瘦肉。

（2）适当增加奶类，多喝汤水

要增加奶类等含钙丰富食物的摄入，奶类含钙量高，易于吸收利用，是钙最好的食物来源。每天饮用牛奶500毫升，则可从中得到约600毫克优质钙。奶类及其制品含丰富的钙质，可以预防骨质疏松、婴儿佝偻病。此外，还要多喝汤水，摄入充足的微量营养素以保证乳汁的营养素含量。

（3）食物烹调应清淡少油，同时要保证热量

月子里卧床休息的时间比较多，所以食物应以高蛋白低脂肪为主，例如黑鱼，鲫鱼，虾，黄鳝，鸽子，避免因脂肪摄入过多引起产后肥胖。为了食物容易消化，在烹调方法上多采用蒸、炖、焖、煮，不采用煎、炸的方法。有的产妇为了产后迅速恢复身材，在月子里就开始节食，这种做法是不对的，因为如果摄入的热量不足，就会影响产妇的泌乳量，

婴儿的"口粮"就得不到保证，会影响婴儿的生长发育。

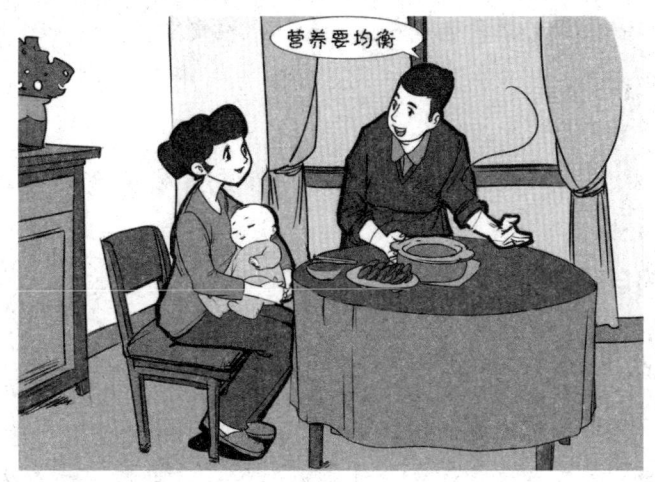

（4）有荤有素，粗细搭配

每种食物所含的营养成分是不同的，挑食、偏食的不良饮食习惯要改掉，每天的食物品种要丰富，荤菜素菜搭配着吃，经常吃些粗粮、杂粮，这对改善便秘有好处。

竹笋、菠菜、苋菜中含有植物酸，会影响钙、铁、锌等微量元素的吸收；麦片、麦芽、大麦茶容易使产妇回奶，在月子里及整个哺乳期应避免食用。

动物内脏含有丰富铁质，可以预防贫血；红色肉类、贝壳类含丰富的锌，对孩子的智力发育也有好处。这些营养成分都可以通过母乳传递给婴儿，在月子里及整个哺乳期应多吃各种有益的食物。

（5）科学活动和锻炼，保持健康体重

哺乳期女性除注意合理膳食外，还应适当运动及做产后健身操，这样可促使产后机体复原，保持健康体重。哺乳期女性进行一定强度的、规律性的身体活动和锻炼不会影响母乳喂养的效果。

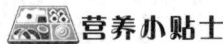营养小贴士

哺乳期食谱

◆ **虾仁馄饨汤**

原料：新鲜虾仁50克，猪肉馅50克，胡萝卜15克，葱末20克，姜末10克，馄饨皮8片，香菜些许，高汤、盐、胡椒粉、芝麻油适量

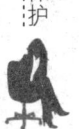

做法：将虾仁、肉馅、胡萝卜、姜末、葱末全部一起剁碎，加入调味料拌匀。把做成的馅料分成8份，包进馄饨皮中，再放进沸水中煮熟；锅里加高汤煮开，放入煮熟的馄饨，再加调味料、香菜及芝麻油、葱末等即可。

营养功效：虾肉中含有大量的蛋白质和钙，既可促进泌乳，还能提高乳汁的质量。

◆ 乌鸡白凤汤

原料：乌鸡1只，白凤尾菇50克，黄酒、葱段、姜片、盐、味精各适量

做法：先将乌鸡洗净，切成小块，在锅里加清水、姜片煮沸；放入鸡块、黄酒、葱段，用慢火熬煮至鸡肉熟烂；在鸡汤中放入白凤尾菇、味精及少许盐，调味后沸煮3分钟即成。

营养功效：乌鸡具有较强的滋补肝肾的作用，经常食用本汤对妈妈有很好的增乳、补益的作用。

◆ 鲜鲤鱼粥

原料：鲜鲤鱼500克，小米100克

做法：将鱼去鳞、除内脏，切成小块，与小米一起用慢火煮粥，煮至鱼肉与米烂熟。粥内不宜放盐，适宜淡食。如果用鲤鱼1条煮汤，放入少许佐餐酱油，吃肉喝汤，催乳效果也不错。

营养功效：鲤鱼不仅富含容易消化吸收的蛋白质，还具有消除寒气、催生乳汁的功效。

4.6 哺乳期饮食注意事项

哺乳期是一个相当重要的时期，不仅要承担着哺育新生命的重要责任，同时哺乳期也是女性产后恢复的一个关键时期。一日三餐是保证人体能量及营养的关键，新妈妈在哺乳期饮食方面要注意些什么呢？

（1）不能吃刺激性食物

因为哺乳期吃了刺激性食物，会从乳汁中进入婴儿体内，影响婴儿健康，但进食少量调味品，如胡椒、酸醋等，还是可以的。

（2）不能吃巧克力

因为巧克力里所含的可可碱会渗入母乳并在婴儿体内蓄积，可可碱能伤害神经系统和心脏，并使肌肉松弛，排尿量增加，使婴儿消化不良、睡眠不稳，产妇多吃巧克力会影响食欲，身体发胖。

（3）不能吃会抑制乳汁分泌的食物

如韭菜、麦芽水、人参等食物。

（4）不能吃腌制食物

如咸鱼、腊肉一类食物，一般成人每天食盐量为4.5~9克，根据平时习惯，不要忌食盐，但也不要吃得太咸。乳母食盐过多，会加重肾脏的负担，也会使血压增高。

（5）不能吃油炸食物

因为油炸食物难以消化，产妇消化力较弱，而且油炸食物的营养在油炸过程中已损失很多，产妇吃了对恢复健康不利。

（6）不能吃过量味精

食用味精对婴儿发育有严重影响，特别是对12周以下的婴儿，会造成婴儿智力减退，生长发育迟缓等不良后果，乳母在哺乳期最好忌食味精，千万不要贪鲜顿顿喜食味精。

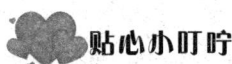 贴心小叮咛

哺乳期女性在吃东西时，要特别留意婴儿吃母乳后的反应，及时发现让他不舒服的食物，并随时调整。不过要记住，婴儿的消化系统在快速发育，这些结论可能会不断变化。

4.7 哺乳期哪些饮品不能喝

哺乳期的女性为了能供应给婴儿足够的奶水，除需维持均衡饮食外，还需要比一般人摄取更多的高热量及高蛋白质食物，方能获得多多的奶水。事实上只要在产后多喝汤、多喝水，如果汁、牛奶等营养品；比平时多吃上一两餐，如猪脚花生汤、鱼汤、排骨汤等各类汤品，即可促进乳汁分泌。但是在日常生活中应该注意哪些饮品不能喝呢？

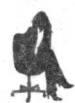

（1）不能喝酒

一般而言，少量的酒可促进乳汁分泌，对婴儿亦无影响；过量时则会抑制乳汁分泌，也会影响子宫收缩，故应酌量少饮或不饮。

（2）不能喝咖啡

咖啡会使人体的中枢神经兴奋，1杯150毫升的咖啡即含有100毫克的咖啡因，正常人1天最好都不要超过3杯。虽无证据表明它对婴儿有害，但对哺乳期妈妈来说，应有所节制地饮用或停饮。

（3）不要喝茶水

因为茶叶中含有的物质会随乳汁进入婴儿体内，使婴儿容易发生肠痉挛和无缘无故啼哭，使婴儿睡眠不好，引起其他并发症。乳母要忌喝茶水，否则会影响婴儿健康。

（4）不能喝麦乳精

麦乳精中的麦芽会抑制乳腺分泌乳汁，使乳汁减少，对婴儿健康不利。

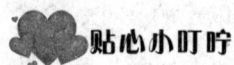贴心小叮咛

> 如果哺乳期女性在喂奶期间吸烟的话，尼古丁会很快出现在乳汁当中被婴儿吸收。研究显示，尼古丁对婴儿的呼吸道有不良影响。因此，哺乳期女性最好能戒烟，并避免吸入二手烟。

4.8 哺乳期哪些水果不能吃

在哺乳期女性不宜吃凉性的东西，水果也有凉性和温性之分，那么哺乳期什么水果适宜吃，什么水果要少吃？

（1）哺乳期不能吃哪些水果

夏天里的水果大部分是凉性水果，如：香瓜、西瓜、甜瓜、梨、猕猴桃、芒果、柚子等。凉性水果吃多了容易导致消化不良，如果哺乳期女性过量食用西瓜等凉性水果，也容易导致婴儿腹泻。

温热性水果：山楂、樱桃、石榴、荔枝等属于温热性，但是夏天过量食用温性水果容易上火，哺乳期女性不要多吃。

（2）哺乳期食用最保险的水果

中性水果：葡萄、苹果、桃、杏、菠萝、龙眼、甘蔗、乌梅等属于中性水果，苹果最为普遍，一年四季都有，应该是哺乳期女性最保险的水果。

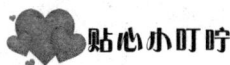贴心小叮咛

> 哺乳期女性不要吃冰镇的水果，一定要吃常温的水果。如果是从冰箱里拿出来的水果，也要在室温环境下放半个小时后再吃，否则哺乳期女性吃了冰冷食物容易导致婴儿拉肚子。

4.9 哺乳期用药原则

哺乳期女性的用药问题，不能只考虑药物是否影响乳汁分泌，还必须考虑药物对婴儿的影响。许多药物可随母亲乳汁排出而进入婴儿体内，尽管有的药物在乳汁中的浓度很低，但由于婴儿抵抗力弱，药物对婴儿必定会起到作用。哺乳期女性万一生病需要用药，也要注意遵循以下原则。

（1）不可自己随意乱服药

有些药物对婴儿是安全的，有的药物却会产生不良甚至非常严重的反应，如病理性黄疸、紫绀、耳聋、肝肾功能损害或呕吐等。因此，哺乳期女性一定要慎重使用药物。明智的做法是需要用药时，应向医生说明自己正在哺乳，尽量使用不能通过乳汁的药，不可自己随意乱服药。

（2）不应随意中断哺乳

除了少数药物在哺乳期禁用外，其他药物在乳汁中的排泄量，很少超过用药量的1%~2%，这个剂量不会损害婴儿的身体健康，对于使用安全的药，不应该中断哺乳。

（3）服药后调整哺乳时间

使用药物时，为了减少婴儿吸收药量，哺乳期女性可在哺乳后马上服药，并尽可能推迟下次哺乳时间，至少要隔4小时，以便更多的药物排出体外，使乳汁中的药物浓度达到最低。

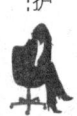

（4）不宜使用避孕药

避孕药中含有睾丸酮、黄体酮以及雌激素类衍生物等，这些物质进入体内，会抑制泌乳素生成，使乳汁分泌量下降，分泌的母乳不够婴儿吃。而且，避孕药物中的有效成分会随着乳汁进入宝宝体内，可能使男婴乳房变大及女婴阴道上皮增生。因此，哺乳期女性不宜采取药物避孕的方法。

（5）不可滥用中药

有些中药对产妇有滋阴养血、活血化瘀的作用，可增强体质，促进子宫收缩和预防产褥感染，但有些中药会进入乳汁中，使乳汁变黄或有回奶作用，如大黄、炒麦芽、逍遥散、薄荷等。

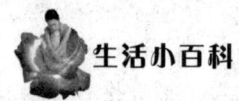 **生活小百科**

哺乳期禁用药或慎用药

①抗微生物药物。如青霉素族抗菌素，包括青霉素、新青霉素Ⅱ、新青霉素Ⅲ、氨基苄青霉素等。

②磺胺类药物。如磺胺异恶唑、磺胺嘧啶、磺胺甲基异恶唑、磺胺脒、丙磺舒、甲氧苄氨嘧啶、制菌磺、双嘧啶片、复方新诺明等。

③氨基糖苷类药物。如庆大霉素、链霉素在乳汁中浓度较高，会使婴儿听力受损，应禁用。

④异烟肼（雷米封）。对乳儿尚无肯定的不良作用，但由于抗结核药需长期使用，为避免对婴儿产生不良影响，最好改用其他药物或停止哺乳。

⑤灭滴灵。为广谱抗菌药，常用于治疗滴虫性阴道炎及厌氧菌感染。口服后虽然对婴儿的损害尚未最后肯定，但仍主张最好不用。

⑥氯霉素。婴儿特别是新生儿，肝脏解毒功能尚未健全，若通过乳汁吸入氯霉素，容易发生婴儿中毒，抑制骨髓功能，引起白细胞减少，甚至引起致命的灰婴综合征，应禁用。

⑦四环素和强力霉素都是脂溶性药物，易进入乳汁。特别是四环素可使乳儿牙齿受损、珐琅质发育不全，引起永久性的牙齿发黄，并可使婴儿出现黄疸，所以也应禁用。

⑧氨基比林及含氨基比林的药物。如去痛片、撒烈痛片、安痛定等，能很快进入乳汁，应忌用。

⑨硫酸阿托品、硫酸庆大霉素、硫酸链霉素等药物在乳汁中浓度比较高，可使婴儿听力降低，应忌用。

⑩抗甲状腺药物甲基硫氧嘧啶，可由母乳而抑制婴儿的甲状腺功能。口服硫脲嘧啶，可导致婴儿甲状腺肿和颗粒性白细胞缺乏症，故应禁用。

⑪抗病毒药金刚烷胺。常有医生将它开给患者抗感冒。哺乳女性服此药后，可致婴儿呕吐、皮疹和尿潴留，应禁用。

⑫患了恶性肿瘤的哺乳期女性应停止哺乳，因抗癌药物会随乳汁进入婴儿体内，引起骨髓抑制，出现白细胞下降。

⑬需用抗凝血药时，不能使用肝素，可用双香豆素代替，以免引起新生儿凝血机制障碍。

⑭此外，在哺乳期不能吃的药品还有：水杨酸类药物，利尿剂和作用猛烈的泻药，镇静药如苯巴比妥、阿米妥等，以及口服避孕药。

贴心小叮咛

哺乳期女性一定要慎重使用药物。当使用药物时，一定要向医生说明自己正在喂奶的情况，尽量使用不能通过母乳的药物，不可自己随意乱服药。

哺乳期最好从平时的水果蔬菜中摄取所需的营养元素，避免使用保健品和营养品。预防疾病从个人卫生和生活环境做起，保护婴儿健康成长。

4.10 哺乳期乳房护理方法

哺乳期，乳房开始源源不断地分泌乳汁，提供给婴儿最佳的营养食品。哺乳期是女性乳房一生中最特殊而重要的时期，做好哺乳期乳房保健，对乳母及婴儿都有好处。正确的护理方法如下：

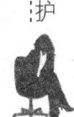

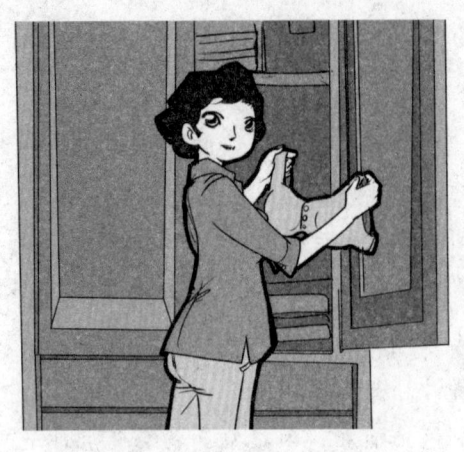

（1）宜按摩

哺乳前，柔和地按摩乳房，有利于刺激排乳反射。

（2）忌刺激

切忌用肥皂或酒精之类物品擦洗乳房及乳头，以免引起局部皮肤干燥皲裂，如需要只许用含有清洁水的揩奶布清洁乳头和乳晕。

（3）正姿势

哺乳时，应留意婴儿是否将大部分乳晕也吸吮住，如婴儿吸吮姿势不正确或母亲感到疼痛，应重新吸吮，予以纠正。

（4）避强拉

哺乳结束时，不要强行用力拉出乳头，因在婴儿口腔负压下拉出乳头易引起局部疼痛或皮损，应让婴儿自己张口乳头自然地从口中脱出。

（5）应交替

每次哺乳，应两侧乳房交替进行，吸空一侧，再吸另一侧，这样可促进乳汁分泌增多，预防乳管阻塞及两侧乳房大小不等。

（6）戴胸罩

哺乳期间，母亲应戴上合适的棉质胸罩，以起支托乳房和改善血液循环的作用。

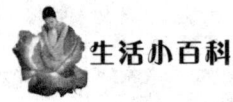 生活小百科

如何挑选哺乳期胸罩

1. 胸罩应方便放置乳垫

怀孕后期至产后哺乳期，乳房都可能会溢乳，很多孕妇或妈咪会使用乳垫来吸收溢出的乳汁。为了方便放置和固定乳垫，许多专用孕胸罩在罩杯内会装有袋口及辅助带。

2. 应选有授乳开口设计的

罩杯的授乳开口设计，不但增加了文胸的附加价值，并可将穿着期

间由孕期延长至哺乳期。如果婴儿饿了,准备哺乳时,可以一手抱着宝宝,另一手解开扣环。依据设计的不同,可分为下列几种:

(1) 全开口式哺乳开口

其特点为罩杯仅以钩环钩于肩带,要哺乳时罩杯可完全向下掀开,露出整个乳房。

(2) 开孔式哺乳开口

其特点为罩杯掀开时,只露出乳头、乳晕及其周围,遮蔽性较高。

(3) 前扣式胸罩或休闲胸罩

其特点为胸罩的扣钩在前面,方便单手解开胸罩。这一类胸罩可在家中或睡觉时穿着,它的支撑力通常比以上几种胸罩要差一些,但比较舒适,居家穿着时,可以让乳房得到放松与休息。

3. 罩杯的角度明显上扬而且有深度

应是4/4全罩杯,最好为较薄有弹性的纯棉针织面料。

4. 罩杯的底边有钢丝托衬

钢托可给乳房一个向上的托起力,钢托要用纯棉织物包裹制成的。

5. 胸罩的肩带方向应垂直,而且要宽一些

这样不会因丰满的乳房造成肩部酸痛。

6. 罩杯的面料要柔软有弹性

罩杯的下方底边要宽,要用有弹性的面料制成(棉加莱卡),在号型的选择上稍大点,这样腋下及后背部就不会形成扎肉型的凹沟。

7. 胸罩的颜色应选择本白色

因为纯白色含有漂白剂会使皮肤产生不适,对婴儿的健康不利。

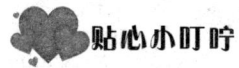 贴心小叮咛

哺乳期戴胸罩不会影响乳水量和正常的哺乳,但不戴胸罩可能会导致乳房下垂。如果长期不戴胸罩,经过几个月的哺乳后,乳房可能会有比较严重的松塌。另外,如果不戴胸罩,也有可能由于与衣服的摩擦而造成乳头的损伤或疼痛。

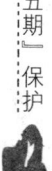

4.11 哺乳期皮肤护理方法

对于很多哺乳期的女性来说,产后护肤要多为婴儿考虑一下,因为妈妈每接触到一样东西都会关系到婴儿的母乳安全。妈妈护肤,绝不能影响婴儿健康,很多哺乳女性在日常生活中都十分的谨慎,都担心自己的某一个细节会有形或无形地伤害到婴儿健康,那么在哺乳期如何护肤呢?

哺乳期女性应选择专用的纯植物专业配方的护肤品,不要化浓妆,简单保湿就可以,以纯植物配方为主,不要含太多铅元素,这样就不会对婴儿有任何影响。平时还要多喝水,多吃蔬菜、水果,这样可以让皮肤更好。

哺乳期女性可以用一些婴儿用的护肤品,这样就不会有很多香精和添加剂,又比较温和,没有什么气味,也不刺激婴儿的嗅觉,对母乳也不产生什么影响。

哺乳期女性可以使用些天然纯植物护肤效果就更好,比如蜂蜜、橄榄油这些,还可以在家敷黄瓜等,保湿且无副作用。

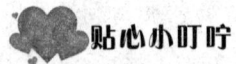 贴心小叮咛

> 哺乳女性不要为了自己的美丽,影响了婴儿的健康。不含激素的基础护理是可以的,但是美白祛斑的最好暂时不要用,因为它们常常含有汞等重金属,也最好不要化彩妆,因为很多彩妆用品含有对婴儿有害的化学成分,可能会通过乳汁传给宝宝。

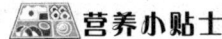 营养小贴士

抗斑食谱

◆ 番茄南米

营养分析:

番茄南米是傣语,意为番茄酱。傣家这种番茄酱的做法结合了中西餐的优点,不仅口味好,开胃助消化,而且其中的番茄红素又可随脂肪被人体充分吸收,同时芝麻、植物油中含有很多维生素E,它也是重要的抗氧化营养素。

做法：

（1）番茄洗净，用烤箱烤软，去皮，留番茄酱。

（2）芝麻炒香后盛出备用，炒锅加植物油，葱花爆香。

（3）下入切碎的青椒和青蒜略炒，加入番茄酱同焖片刻加入芝麻即成。

◆ 番茄蒸水蛋

营养分析：

番茄蒸水蛋非常滑嫩，酸而不腻，如果作为正餐主菜，还可以即兴加上些肉末，味道会更上一层楼，营养也更加均衡。

做法：

（1）番茄去皮切小丁，急火快炒5秒钟。

（2）鸡蛋打散、调味、加水，小火蒸至七成熟时加番茄丁，继续蒸熟即成。

4.12 哺乳期如何避孕

大多数女性都认为在分娩后的哺乳期内是不会怀孕的，其实不然，大部分女性体内的雌激素和孕激素水平大多会在产后2～5个月内接近或恢复正常，并开始行经和排卵，甚至有的女性在产后1个月就开始排卵，所以在哺乳期也是有可能怀孕的。那么剖宫产的女性该如何避孕呢？

（1）避孕药

需要哺乳者，不能使用口服避孕药的方法避孕。因为药中的激素会严重影响母乳的质量与数量，危害婴儿健康。如果不需要进行哺乳，可以口服避孕药。

（2）避孕套

如果产后需要哺乳，最好选择使用避孕套避孕。

（3）节育环

剖宫产对于身体的损伤较大，尤其是子宫壁会有很大的损伤会产生瘢痕，所以不可以像顺产者那样在短时间内安放节育环避孕。一般而言，在产后2～10个月子宫肌壁上的术后瘢痕基本软化，这个时候再安放节育环，可以避免产生副作用，以确保避孕效果。放环应选择稳固性较高、

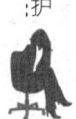

避孕作用较为稳定的铜质T形环或铜质花状环为佳。并且，在放环半年内，每月一次B超查环。若出现掉环或带环受孕，原则上不宜再放环，应改用其他方法避孕。剖宫产者在选用服口服避孕药或避孕套避孕，过渡一定时期后，可改用安放节育环避孕。

（4）皮埋法

经医生检查，仍不能安放节育环，又感到使用口服避孕药及使用避孕套不方便者，可改用皮埋法避孕。这种方法不影响乳汁分泌及婴儿发育，产后6周经检查排除早孕后，就可做埋植手术。此方法较适合40岁以下的已婚女性。

4.13 哺乳期感冒了怎么办

在哺乳期，妈妈由于抵抗力降低和产后照顾婴儿的忙碌、疲劳，很容易感冒生病。由于妈妈与宝宝是零距离接触的，既担心感冒会传染宝宝，又害怕吃药后影响乳汁的成分，对孩子不利。那么，哺乳期感冒怎么办好呢？

①哺乳女性如果患有严重感冒，需要用药物治疗，而这种药物又有碍于婴儿健康发育时，暂时不要喂母乳，避免药物通过乳汁输送给婴儿。

②在保温茶杯内倒入42℃左右的热水，将口、鼻部置入茶杯口内，不断吸入热蒸气，一日3次。

③经常喝鸡汤会增强人体的自然抵抗力，预防感冒的发生。在鸡汤中加一些胡椒、生姜等调味品，可以治疗感冒。

④每天居室轮流开窗换气。

⑤室内可用醋蒸气熏，有一定预防感冒的作用。

 生活小百科

哺乳期感冒的治疗偏方

◆葱白、生姜治感冒

原料：葱白4段、生姜5片

做法：把葱白、生姜放入水中煎煮。

用法：当茶水饮用。

◆绿豆茶饮治流感

原料：绿豆50克，绿茶5克，冰糖15克

做法：绿豆洗净，捣碎，同茶、糖放入碗内，用开水冲沏，约泡20分钟。

用法：代茶饮用。

功效：清热解毒。

主治：流行性感冒，症见咽痛、热咳，也可用于预防流感。

4.14 哺乳期常见心理问题

哺乳期的妇女除了要注意饮食，保证营养，还要有健康的心理。要早期识别心理异常，如有明显心理障碍要及时请心理医生进行心理治疗，以免造成严重后果。如产后抑郁症、产后精神障碍等，切不可掉以轻心。

很多妈妈初为人母，既要喂养孩子，又要忙于工作，常会感到疲于应付。常见的心理问题有以下几种：

（1）担忧

初次哺乳的母亲往往会害怕自己的奶水不够或质量不好，整天忧心忡忡，唯恐自己的奶水养不大孩子，而且只要发现婴儿身体有点不适，便把过错归于自己的乳汁。

（2）激动

研究发现，哺乳时婴儿往往对母亲的情绪十分敏感。实际上母亲任何细小的情绪波动，都可能对婴儿产生负面心理刺激，有时还可能会被吓哭，甚至拒绝吸吮乳汁。

（3）生气

哺育婴儿非常辛苦，有些母亲缺乏思想准备。因此便可能心里窝了一口"恶气"，甚至迁怒于婴儿。

（4）埋怨

哺乳期女性在生理和心理上都可能出现剧变，现在的身材和皮肤均

不如从前,甚至人际交往也大大变窄……因此有的哺乳母亲便心生埋怨之情,后悔添加了一个"沉重包袱"。

(5)淡漠

有的女性不想要生育孩子,但又迫于种种外来压力不得不生儿育女,因此对辛苦的哺乳毫无热情。

4.15 哺乳期如何美体健身

很多女性在哺乳期,心中充满了初为人母的喜悦。但是,在这段期间腰酸腿疼、大量掉头发、乳房大小不一致、身体僵硬等症状都在提醒新妈妈应该赶快行动,别让哺乳期成为自己衰老的最快时期,而体形恢复和肌肤护理是关键。

(1)注意体形恢复

适当的活动和锻炼可以增强产后女性神经内分泌系统的功能,促进新陈代谢,提高免疫力,消耗多余的脂肪。

另外,产后女性要坚持母乳喂养。哺乳不仅对孩子有很多好处,对促进产后自身的恢复也大有好处。哺乳可以加强子宫的复原,可以增加乳房的健美,能将体内多余的营养成分运送出来,减少脂肪的堆积,从而有效地防止肥胖。

(2)懂得饮水让肌肤不老化

水能维持肌肤润泽,促进营养素的运输及供给,保持肌肤细胞中蛋白质分子与水分子的结合,使肌肤更具弹性,但喝水也要遵守几个规则,才能达到最佳的健康及美容效果。

· 早晨先空腹喝一大杯水,再右侧卧15分钟,有助调整肝胆机能及促进排便正常。

· 饭后不宜喝太多水,因为太多水只会把胃中的消化液冲淡,影响食物消化吸收。

· 临睡前不宜喝得太多,以免水分停滞于全身组织中,形成水肿和眼袋。

· 忌喝冰水。冰水会使消化分泌受阻,令消化器官加重负荷,导致消化不良,最好是喝温开水。

·牛奶、果菜汁等也可代替水分，而且对美容有帮助。

4.16 哺乳期如何减肥

一般新手妈妈产后都会有不同程度的发胖，这种情况很正常。产后减肥应及早但也不能过激。很多女性想知道哺乳期能减肥吗，哺乳期怎么减肥？

（1）减肥的时间

减肥前先要征得医生的同意，一般在产后6至8周才进行，因为产后身体需要一段时间的修复及保证奶水的正常供应。

（2）减肥的速度

母乳喂养期间，每周减重0.5kg较为适宜，且不会对婴儿的发育产生不良影响。

（3）减肥的方法

产后不能通过节食和药物减肥，只能是通过改变自己的饮食习惯，并找一项适合自己的运动长期进行，随着运动量的增加且摄入量的减少，使体重自然下降。

（4）日常饮食

当完全处于母乳喂养时，新手妈妈们每天需要额外的500卡路里为哺育提供营养，当婴儿开始进食糜状食物时，新手妈妈每天需要额外的250卡路里；当不再进行母乳喂养时，则无须增加额外的热量。因此，产后补充蛋白质类的食品，对于新手妈妈身体的恢复及保证母乳的足量分泌是极为重要的，因此，建议尽量选择鱼类、瘦肉类或去皮禽类等蛋白质含量高而脂肪含量低的食品。

（5）适量运动

哺乳期的女性可以从简单的运动开始，比如散步。

营养小贴士

哺乳期减肥食谱

◆蔬菜烩豆腐

原料：豆腐、豆芽菜、胡萝卜、香菇、青椒、葱末

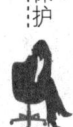

调味料：盐、胡椒、味噌、香油、米酒、水淀粉、高汤

做法：

（1）豆腐切大块加入高汤及调味料，以小火炖煮约15分钟。

（2）胡萝卜去皮、切丝，用滚水煮至熟软，捞出备用。

（3）另起油锅，放入葱末爆香，再放入香菇炒香后入胡萝卜、豆芽菜、青椒略微炒并淋在豆腐上即可。

营养特点：低油、高纤维。

◆ 肉末蒸豆腐

原料：豆腐、剑虾、瘦肉馅、葱末、水淀粉、香菜

调味料：蚝油、香油、酱油

做法：瘦肉馅加葱末、酱油、香油及水淀粉一起拌匀；虾子去头、肠泥及壳，洗净；香菜洗净，剁碎备用；豆腐切厚片，放在盘子上，中间挖一个洞，将瘦肉馅泥填入，上面放1只虾子。蒸锅先预热，再将盘中材料移入锅中，蒸约10分钟即可取出。热锅入蚝油、香油及2汤匙的水，待水滚后，入香菜拌匀，淋在蒸好的豆腐上即可。

营养特点：低油，但仍要适量取食。

◆ 哈密瓜盅

原料：哈密瓜、鸡蛋、胡萝卜、西芹

做法：哈密瓜洗净，由上端横切将内部籽挖除；鸡蛋打散加少许水，胡萝卜去除外皮切小丁，西芹洗净切小丁备用；将胡萝卜、西芹加入蛋液中再倒入哈密瓜肚子里；将哈密瓜移至蒸锅中，盖上锅盖以大火蒸至蛋液凝固即可。

营养特点：哈密瓜水分多，容易有饱足感，并含有高纤维。

4.17 哺乳期哺乳时间有何规定

《女职工劳动保护特别规定》第九条规定："对哺乳未满1周岁婴儿的女职工，用人单位不得延长劳动时间或者安排夜班劳动。"

《女职工劳动保护特别规定》第九条规定："用人单位应当在每天的劳动时间内为哺乳期女职工安排1小时哺乳时间；女职工生育多胞胎的，

每多哺乳1个婴儿每天增加1小时哺乳时间。女职工每班劳动时间内的两次哺乳时间,可以合并使用。哺乳时间和在本单位内哺乳往返途中的时间,算作劳动时间。"

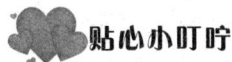 贴心小叮咛

> 如果离家比较近,可在将哺乳假一分为二,午休时提前半小时回家喂奶一次,下班提前半小时回家喂宝宝,加上夜间的几次喂奶,基本上就能满足婴儿每天的需要了。如果离家远,可以事先将母乳挤出储存好,请家人代喂一到两次,晚上回到家再喂奶。

4.18 在哺乳期间禁忌从事的劳动范围

《女职工劳动保护特别规定》附录第四条规定:女职工在哺乳期禁忌从事的劳动范围:

(一)孕期禁忌从事的劳动范围的第一项、第三项、第九项。

(二)作业场所空气中锰、氟、溴、甲醇、有机磷化合物、有机氯化合物等有毒物质浓度超过国家职业卫生标准的作业。

4.19 哺乳期可以解除劳动合同吗

《中华人民共和国劳动合同法》第四十二条第三款规定,女职工在孕期、产期、哺乳期的,用人单位不得依照本法第四十条、第四十一条的规定解除劳动合同。

《中华人民共和国妇女权益保障法》也有明确规定:任何单位不得以结婚、怀孕、产假、哺乳等为由,辞退女职工或单方解除劳动合同。

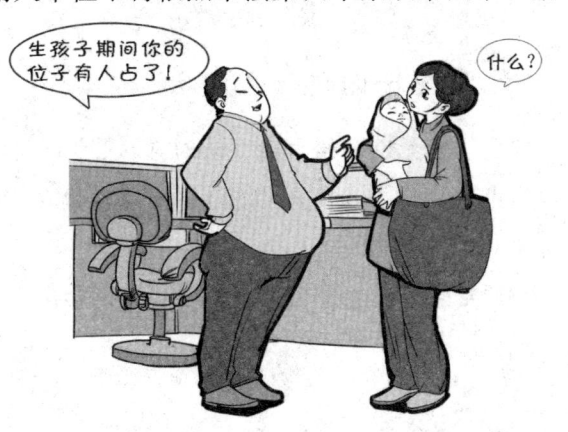

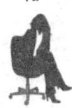

第 5 章 更年期保护

5.1 什么是更年期、更年期综合征

更年期对女性来说,是指卵巢功能从旺盛状态逐渐衰退到完全消失的一个过渡时期,包括绝经和绝经前后的一段时间。

更年期综合征又称围绝经期综合征,是指妇女绝经前后出现性激素波动或减少所致的一系列以自主神经系统功能紊乱为主,伴有神经心理症状的一组症候群。

由于女性更年期精神心理、神经内分泌和代谢变化,所引起的各器官系统的症状和体征综合征候群比较复杂和多样化。而从实质上来说更年期是妇女在一生中必然要经历的一个内分泌变化的过程。是表明其身体进入性腺功能减退期、性激素水平降低而出现的一系列改变。

更年期综合征多发生于 45~55 岁,一般在绝经过渡期月经紊乱时,这些症状已经开始出现,可持续至绝经后 2~3 年,仅有少数人到绝经 5~10 年后症状才能减轻或消失。

5.2 更年期有什么症状

更年期无论开始早晚、历时多久,均可分成绝经前期、绝经期和绝经后期(月经停止 1 年以后),并以卵巢功能的逐渐衰退至完全消失为标志。

通常来说,绝经后的女性在更年期会出现如下四大症状。

症状一 月经紊乱

这是更年期女性最普遍、最突出的表现。月经经常延迟，甚至几个月才来潮一次，经量也逐渐减少。当雌激素越来越少，已不能引起子宫内膜变化时，月经就停止了，称为绝经。

症状二 阵热潮红

这是更年期主要特征之一，部分女性在更年期内由于雌激素的水平下降，血中钙水平也有所下降，会有一阵阵地发热、脸红、出汗，伴有头晕、心慌，持续时间为1~2分钟或12~15分钟不等。

症状三 腰酸背痛

这是更年期女性骨质疏松的早期症状，出现腰、背、四肢疼痛，部分女性还会出现肩周炎、颈椎病。

症状四 神经、精神障碍

血压上下波动较明显，可能有情绪不稳定，易激动，性格变化、记忆力减退等。

凡45~50岁的女性，如有上述症状，经医生检查排除了其他疾病后，便可诊断为更年期综合征。更年期是每个妇女必然都要经历的阶段，但每人所表现的症状轻重不同，轻的可能安然无恙，重的可能影响工作和生活，甚至会发展成为更年期疾病。

贴心小叮咛

要正确认识更年期出现的生理与心理变化。更年期的某些生理与心理的失调是暂时性的、功能性的，因此不要惊恐不安。精神乐观、情绪稳定是顺利度过更年期最重要的心理条件。

5.3 更年期对女职工有什么影响

要充分重视和做好更年期不同时期的预防和保健措施，以最大限度

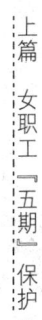

地减轻更年期对女性的影响。那么更年期对女性有什么影响呢？

危害一 血管功能失调

阵发症潮红及潮热，即突然感到胸部、颈部及面部发热，出汗、畏寒，有时伴心悸、胸闷、气短、眩晕等症状。

危害二 月经失调

绝经前月经周期开始紊乱，经期延长、经血量增多甚至血崩，有些妇女可有周期延长、经血量渐减少，以及月经停止，性器官和第二性征由于雌激素的减少而逐渐萎缩。

危害三 精神、神经异常

更年期女性往往有忧虑、抑郁、易激动、失眠、好哭、记忆力减退、思想不集中等，有时喜怒无常，类似精神病发作。

危害四 肿瘤易发

更年期为常见肿瘤的高发年龄，常见的有子宫肌瘤、子宫颈癌、卵巢肿瘤等。如能早发现早治疗，可提高治疗效果及患者生存率。

5.4 更年期提前的原因

女性一般在40岁以后，就会逐渐出现卵巢功能衰退，导致雌激素、孕激素的缺乏或波动，继而出现不同的症状，临床上称之为更年期。但随着生活节奏的加快、生活压力以及心理压力的加大，很多女性在36岁以后就会陆续出现种种更年期的表现，临床上称之为更年期的提前。

正常情况，女性在55岁左右开始进入更年期，更年期症状多发生在绝经前后的两三年。但是，现在的女性近40岁就出现了更年期症状，这是为什么呢？

（1）初潮提前

女性的更年期年龄与月经初潮年龄有关，而现代女性月经初潮年龄提前了，平均为12.5岁。

（2）生育减少

更年期提前与现代女性生育减少有关。因为在怀孕、哺乳的几年时间内，卵巢是不排卵的，这就节省了很多卵泡，延缓了卵巢衰退进程。

（3）压力过大

女性更年期提前与其生活状态也有很大的关系，如果生活节奏快、精神压力大，再加上肥胖、慢性病等原因，就容易导致卵巢功能早衰，出现更年期提前的情况。

（4）医学影响

有些医学原因也会导致更年期提前，比如子宫切除术，激素药物避孕及反复进行人工流产等侵入性手术。

（5）腮腺炎导致

腮腺炎成为高发原因之一，据调查显示，有将近一半更年期提前的女性患者都得过腮腺炎。

（6）情绪低落

性格抑郁，平时不开朗、容易急躁。

（7）环境恶劣

恶劣环境，长期吸入二手烟，以及长期受到装修污染等。如果自己是抽烟的人，卵巢功能会提前2年左右衰退。

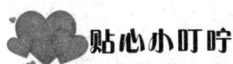
贴心小叮咛

> 生活方面的负担与压力是引起更年期提前的诱因之一。因此，在女性更年期提前的防治上，不仅要重视生活调理，还要加强精神与心理方面的调节。

5.5 哪些女性容易更年期提前

现代企业中的女性，越来越多地出现更年期提前的症状。那么，到底哪些人容易更年期提前呢？

（1）生活压力过大的女性

更年期综合征除了与卵巢功能衰退速度有关，还与社会、精神、心

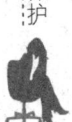

理等因素有关。生活压力大，工作竞争激烈，使得越来越多年轻女性提前出现了更年期症状。

女职工面临工作、学习、生活、家庭等各种负担，所承受的身心压力比男性要大得多。而且，女性对事物的心理感受比较细腻，精神压力大，易造成内分泌紊乱，进而出现卵巢早衰。

（2）过度减肥的女性

临床调查表明，平时热衷于减肥的女性，体内缺乏必要的营养素，脏器衰老加快，最终导致更年期提前。

爱美女性不宜为美过度减肥。平时应注意劳逸结合，保证睡眠。在生活上有规律地安排起居，坚持适当体育锻炼，以改善机体血液循环，维持神经系统的稳定性。

饮食上做到平衡合理，有目的地选择一些禽肉、牛羊肉等，配合蔬菜烹调食用，以起到补肾益精、健脾养血的作用。

（3）病症影响导致停经的女性

更年期的发生与卵巢功能有着密切的联系，所谓的卵巢功能早衰，实际上就是女性过早地把卵细胞排完了。卵巢功能早衰的发生率在1%～3.8%，在发生卵巢功能早衰的人群中，有70%多的人都是先开始出现月经量的改变，只有极少数的人是突然就停经。

很多女性对卵巢功能早衰并不在意，根本不到医院治疗，甚至有些年轻女性因为停经导致不孕才来就诊，而生育后的女性对月经失调更不重视，往往错过延缓卵巢衰老的机会。

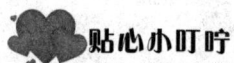贴心小叮咛

> 一旦出现卵巢功能异常，分泌性激素节律和数量改变，不仅会发生月经紊乱、体质下降，还会引发子宫内膜癌等一系列问题，所以如果出现月经不规律、月经周期延长、月经量减少等症状，应及时就诊，防患于未然。

5.6 如何预防更年期提前

现代企业中的女职工由于长期处于高度的精神负担和情绪抑郁状态下，或是过度减肥或者长期营养不良，导致患有贫血和出现过于消瘦等症状，或是长期的工作压力和劳累过度，这些都是导致更年期提前的因素。那么，如何防止女性更年期提前呢？

预防一 创造丰富多彩的生活

要把生活安排得有节奏，适当增加业余爱好。如养鱼、养花、绘画、下棋、听音乐等，同时可以增加生活的情趣，还能保持良好的大脑功能，增进身心健康，对预防本症大有裨益。

预防二 生活要有规律，要多运动

在生活上有规律地安排起居生活，坚持适当体育锻炼和劳动，以改善机体血液循环，维持神经系统的稳定性。

预防三 提前认识本病，做好心理准备

正确认识本病的发病原因，了解其临床表现，对预防本病的发生打下良好基础，即使提前出现早期临床症状，也不会因此而紧张不安。

预防四 正视"负性生活事件"

正确对待突发事件，如亲人离别、患病等，对闭经妇女来说甚为重要，遇事要注意保持镇静，以自身健康为重，切不可忧心如焚，从而诱发或加重本症。

预防五 处理好家庭、社会关系

有些女性情绪易于激动，容易与家人发生矛盾。这就要求家人之间相互体谅，遇事要镇静，家庭和睦是全家人的幸福，也是预防本病的重要因素。

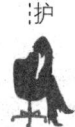

 **生活小百科**

女性应早为更年期做准备

要预防更年期出现不良的情绪反应,女性应该在30多岁、40岁开始,就从饮食、运动和情绪各方面,为更年期的到来做好准备。

①补充体内逐渐消逝的雌激素,可从植物中摄取植物性雌激素,这是最自然的女性激素来源。

②多吃黄体酮含量多的黄豆,以及钙质含量多的芝麻等,能增强骨的密度及骨质矿物质含量,对容易患上骨质疏松症的更年期女性有益。

③培养运动的习惯,这不是指一个星期做一两次,而是每周至少运动3次到5次,每次30分钟。适量的运动能增强体内生长激素,促进血液循环,增强心脏和血管功能,对于预防更年期的不适十分有效。

5.7 预防更年期提前吃什么好

在平时的日常生活中,多食用下列食物,可适当预防更年期提前。

(1) 富含维生素的食物

研究发现,维生素摄入不足,特别是维生素 B_6、维生素 B_{12} 缺乏,容易出现兴奋不安、头痛、脾气急躁、易激动的表现。适当在膳食中补充一定量的维生素有助于女性的精神调节。

选择全麦面包、麦片粥、玉米饼等谷物,橙、苹果、草莓、菠菜、生菜、西兰花、白菜及番茄等果蔬也含大量维生素。

(2) 富含钙质的食物

钙有抑制脑神经兴奋的作用,当大脑中没有充足的钙时就会情绪不安,容易激动。摄取富含钙质的食物,使人情绪容易保持稳定,同时钙质可坚固牙齿及骨骼,预防骨质疏松症。

钙质食物主要来源于如牛奶、蔬菜、各种豆类及豆制品。特别注意的是,大豆中含有异黄酮,是一种类似雌激素的物质,除补钙外,还可弥补女性雌激素的不足。每天喝500毫升豆浆或食用100克以上的豆制品,对内分泌系统有良好的调节作用。

（3）增加蛋白质类食品

在人体所必需的20多种氨基酸中有8种是人体不能自己合成的，需要在食物中获取，特别是从乳品、蛋、瘦肉、鱼类和大豆中获得。这类食物可以有效缓解更年期不适。

（4）富含铁质的食物

有些女性不爱吃肉和新鲜蔬菜，爱吃糖果、糕点，这种偏食习惯造成铁摄入不足，导致女性情绪急躁易怒。应适量食用一些含丰富铁质的动物性蛋白质食物，如瘦牛肉、猪肉、羊肉、鸡肉、鸭肉、海鲜等。一方面可以扭转不良情绪，另一方面有助于大脑提高注意力，并保持精力充沛的状态。

营养小贴士

调治更年期综合征的食疗方

◆ 大枣银耳汤

原料：大枣60克，银耳20克，冰糖适量

做法：将大枣洗净，去核；银耳温水泡发，去掉杂质洗净。锅内加适量的水，放入大枣，大火烧开后去掉浮在上面的沫，然后改小火煮15分钟，再加入银耳和冰糖煮5分钟即可。每日一剂，连服15天。

营养功效：此方适于更年期女性的心悸不安、失眠多梦、潮热盗汗、心烦内燥等症状的调治。

◆ 枸杞菊花茶

原料：枸杞10克，菊花2克，长寿茶2克，山楂2克

做法：以上四味，同放在一个大茶杯内，用沸水冲泡，加盖闷15分钟。每天当茶饮用，但一定要慢慢地喝。可连冲3次。

营养功效：此方适于更年期女性的月经不调、头晕失眠、急躁易怒、烦热口渴等症。

◆ 小麦黄芪大枣粥

原料：小麦100克，黄芪20克，首乌藤20克，刺五加10克，桑叶10克，当归10克，三七5克，大枣10颗，冰糖适量

做法：将6味草药放在砂锅内，加水煎成药汁，煎好后倒出约1碗。

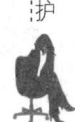

然后，锅内加水，放入洗净的小麦和大枣，大火烧沸，改小火煮成粥；粥将熟时，倒入煎好的6味药汁，再煮一会儿，放冰糖即可。每天早、晚当粥服。

营养功效：此方适于更年期女性的失眠多梦、情绪低落以及神经官能症的调治。

5.8 如何预防隐性更年期的发生

女性的更年期以往一般是45岁至55岁，平均绝经年龄是49岁。如果早于40岁之前出现绝经就属于卵巢功能衰退，随之而来的是引发不同程度的潮热多汗、焦虑抑郁、心烦易怒等更年期现象。

而现代社会，有些女性在30多岁就出现了更年期现象，医学上称之为隐性更年期。隐性更年期以植物神经系统功能紊乱为主。植物神经布满人体全身，其最大的特点就是不受意志支配，如心跳的快慢、血压的上下波动、体温的高低等，都不受人意志的控制而自主调节。隐性更年期女性是一个较为特殊的人群，她们症状多、想法多、顾虑多、身心不安，看病时常往返于内科、妇科、骨科、神经科之间，被怀疑患了怪病。

快节奏、高强度的紧张工作与生活，是导致现代女性过早出现这些情况的原因。在春季，职场女性最容易患隐性更年期综合征。

据医疗气象学研究表明，春季是气温、气压、气流等气象要素最为变化无常的季节，因此容易引发许多疾病。职场女性大多数处于现代企业办公环境，通风环境不好，常处其中自觉异常闷热。同时，她们面对家庭事业的双重压力，过分的劳累和紧张，容易导致体内雌激素水平过低。

那么如何预防隐性更年期现象的发生呢？可以从饮食、精神和运动三方面来预防。

（1）在饮食上做到平衡合理

春季宜选择较为清淡和扶助正气、补益元气的食物，如山药、土豆、鸡蛋以及禽肉等，还应多食低脂肪、高维生素的食物，其中包括新鲜蔬菜。

（2）在精神上做到乐观开朗

可根据个人的爱好，寻求自我雅兴，以陶冶情操，舒畅情志，消除紧张心理，减轻来自工作和生活上带来的精神压力。

（3）在运动上做到科学合理

可根据个人体质，因地制宜、适时适量地进行一些体育锻炼活动，也可约上亲朋好友外出郊游踏青，以利吐故纳新，振作精神。

当然，一旦发生隐性更年期现象，就应该及时上医院诊治。

5.9 怎样应对更年期

更年期是女性的一种特有的生理和心理现象，更年期的女性容易遇事急躁，多出现焦虑、烦躁、心灵不安、行动迟缓、语言琐碎、容易发火等不良症状，对生活和家人带来负面的影响，那么女性在更年期应该怎么办？学会下面几招，将有助于应对更年期。

招数一　心情治疗

更年期的女性，心情通常比较烦躁，易怒，除了自身控制和调节之外，还可以适当地进行一些辅助调节。比如出去旅游，和家人一起散步、谈心，或者听歌、看电影，和孩子多接触，能减轻内心的烦躁郁闷。

招数二　兴趣发展

更年期的女性可以多一些兴趣爱好的培养，比如唱歌跳舞、书法绘画、戏曲文艺等。这会将注意力转移到自己的兴趣上来，从而减轻了一些更年期的负面影响。

招数三　加强体质

在体质上保持有规律的运动，保持良好的身体素质和体形，也是提升自己信心的有效方法。平时可以参加一些跑步、球类、跳绳、登山等户外运动，这些运动不仅锻炼了自身的体能，也保持了好身材，对更年期的症状具有良好的缓解作用。

招数四　注意形象

更年期的女性，更应该注意自身的形象，加强自身的修养，在外表上做到风韵犹存，让人不仅感到一种成熟的美，还会赢来更多的赞美，这样对提升自己的心情、自身的信心，都有不错的效果。

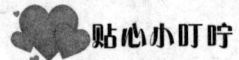贴心小叮咛

> 对于已经迈入更年期的女性,维护好身体的健康,保持健康的心态,才能让更年期平稳度过。

5.10 更年期的饮食保健

更年期是每个女性都不想提及的字眼。虽然很多人并不希望更年期到来,但不希望并不代表它不会到来的。其实并不是所有女性都会出现更年期症状,那么如果到了更年期的话,在饮食方面应该注意什么呢?

(1) 饮食原则

更年期女性饮食要清淡,少吃肉类,多吃各种鱼类。多吃富含蛋白质、钙质和多种维生素的食物。

(2) 适宜食物

主食及豆类选择粳米、小麦、高粱、粟米、蚕豆、豌豆、黑豆等。

肉、蛋、奶类选择猪肉、鸭肉、猪蹄、黄鱼、青鱼、鳖肉、鹌鹑、鸡蛋、牛奶等。

蔬菜选择莲藕、番茄、油菜、菠菜、芹菜、茄子、丝瓜、海带、竹笋、苋菜、蕨菜等。

水果选择香蕉、橙子、苹果、梨、西瓜、柑橘、枇杷等。

烹调应选择植物油而不应用动物油,植物油不仅能促进胆固醇的代谢,还能供给人体多种不饱和脂肪酸,植物油如葵花籽油、菜籽油、豆油等都是很好的选择。

(3) 饮食禁忌

忌食辛辣之物。如辣椒、胡椒、芥末、大蒜等。

忌食热性之物。如狗肉、羊肉、荔枝、杏子等,食后加重内热,使失眠、燥热、口渴等症状更明显。

忌高糖、高脂饮食。为了预防肥胖症和糖尿病等疾病的发生,不宜吃肥肉、动物油脂、白糖等。

要少饮酒、少吸烟,最好不饮烈性酒、不吸烟。因为酒精和尼古丁

会对中枢神经系统带来不良的影响。

5.11 更年期的日常保健

很多女性都很难接受自己更年期的到来。由于心理和生理的改变，通常情况下女性会有烦躁易怒、忧郁健忘等症状，给女性生活带来很多烦恼，那么女性在更年期如何做好日常生活的保健工作呢？

（1）起居调养

生活要有规律，注意劳逸结合，保证充足的睡眠，但不宜过多卧床休息。在身体条件允许时，应主动从事力所能及的工作和家务，尽量参加一些文体活动和社会活动，以丰富精神生活，增强身体素质，保持和谐的夫妻生活。

（2）心理调养

自己首先要理解，更年期是一个正常的生理变化过程，出现一些症状是不可避免的，不必过分焦虑。要解除思想负担，保持豁达、乐观的情绪。多参加一些娱乐活动，以增加生活乐趣。注意改善人际关系，及时疏导心理障碍。

（3）饮食调养

适当限制高脂肪食物及糖类食物，少吃盐，不吸烟、不喝酒，多吃富含蛋白质的食物及瓜果蔬菜。

（4）定期体检

更年期女性应当定期到医院做健康检查，包括妇科检查、防癌检查等，做到心中有数，发现病情及早治疗。

更年期对于女性来说是一个必经的人生历程，更年期综合征会给女性的生活和工作带来很大的影响。但是也不要过于烦恼，平时保持积极乐观的心态，多与人沟通，积极调整好自己的心态，这样才能摆脱更年期综合征带给自身的烦恼。

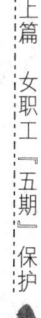

 **生活小百科**

女性更年期保健的四大贴士

更年期是每一个女性都必须经历的一个人生过程，更年期的到来给女性的身心健康都会带来一些影响。女性绝经后会引起雌激素水平的下降，为了维持激素的平衡，可以进行雌激素替代治疗。它是通过人为地补充雌激素，以维持体内雌激素的平衡。其实女性要想健康，就必须进行健康的保健。

1. 预防骨质疏松

女性绝经后5~10年容易出现骨质疏松，应预防性地通过食物或药物补充钙和维生素D，也可通过补充雌激素来增进钙的吸收利用。而不要等到查骨密度或X光检查发现骨质疏松再补救，因为那时骨小梁已经被破坏，很难弥补。

2. 减少腹部压力

更年期女性腹部韧带逐渐松弛，容易出现脏器脱垂。腹内压力过高是发病的诱因，造成腹压高的疾病有慢性咳嗽和便秘等，如果出现这些疾病应及早治疗。

3. 收缩下身锻炼

有的女性排尿费力，或者排不干净，生过孩子的人还可出现压力性尿失禁。这与盆底肌肉松弛有关，目前盆底治疗仪能通过机械和电刺激促进盆底肌肉收缩，起到锻炼作用。自己有意识地进行耻骨尾骨肌锻炼也能起到类似的效果，方法是做收缩肛门和阴道的动作，日常多做几次亦会有帮助。

4. 保持心态平和

更年期女性应保持平和的心态，因为发脾气可改变激素的分泌，升高血压等。

5.12 更年期如何改善睡眠

更年期是女性非常重要的过渡阶段,进入到更年期的女性易出现失眠、脾气暴躁、食欲不振等症状。更年期女性如何调整好自己的睡眠呢?

(1) 睡前忌饱腹

睡前吃东西,容易对肠胃、肝脏等产生影响,令它们得不到休息,从而刺激大脑的兴奋神经,影响睡眠,尤其是对于正处于更年期的女性来说,更易失眠多梦。因此,睡前不宜吃太饱。

(2) 睡前别激动

更年期的女性容易动怒,临睡觉前若是过于激动或是发脾气,则会造成失眠,建议更年期的女性睡前听听轻音乐,别被不良情绪所累。

(3) 睡觉宜右侧卧

右侧卧的睡眠姿势,能使全身上下的肌肉都自然放松,不容易产生疲劳,更易使人进入梦乡。

(4) 睡觉忌蒙头

更年期的女性容易怕冷,尤其是在冬季,格外喜欢蒙头而睡,这样的睡眠方式很容易产生缺氧。因此,睡觉时别蒙头。

(5) 睡觉忌对灯

睡觉时如果开着灯,这会严重扰乱人的心智,使人心神不定,难以入睡,即使在即将快要睡着的情况下,也很容易被惊醒。

(6) 睡觉忌对风

当身体已经睡熟时,风吹进来会刺激毛细血管,又由于身体已经睡熟,抵抗力下降,因而,更容易引起发烧感冒等症状。

(7) 睡前喝牛奶

对于更年期的女性来说,睡前喝杯温热的牛奶有助于提高睡眠质量,热牛奶有着安神助眠的功效,同时还能够帮助安抚情绪。

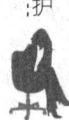

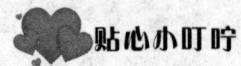
贴心小叮咛

> 随着年龄及身体的状况不同，更年期女性应适当运动。因为运动能促进血液循环，改善心肺、大脑功能，消耗多余脂肪，加快新陈代谢，使机体得到充足的血氧供应而青春焕发，身体健康。

5.13 更年期如何保养皮肤

皮肤专家称女性到了更年期之后容易出现各种各样的皮肤疾病，如老年雀斑、皮肤瘙痒症、痤疮、老年性血管瘤、更年期皮肤角化病等。那么女性在更年期要如何护肤呢？

（1）坚持运动

生命在于运动。更年期虽然体力、反应能力各方面都有所变化，但是坚持运动（如慢跑、散步、气功、瑜伽等）对促进血液循环、促进新陈代谢等都具有很大的帮助。

（2）科学使用护肤品

更年期的女性护肤也是非常重要的，特别是要注意选择补水、控油、清洁效果好的护肤品，也可以选择一些化妆品遮掩住皮肤的瑕疵。

（3）充足的睡眠

睡眠是护肤的最好方法，睡眠不足，各种皮肤疾病就会应运而生了，所以一定要保证睡眠质量，最好每天至少有8个小时的睡眠时间，同时禁止黑白颠倒，熬夜。

（4）和谐的性生活

科学家们发现拥有和谐性生活也是护肤不可缺少的一部分，同时对于保持女性的自信、心理、生理健康都具有很大的帮助的。

（5）科学的饮食

到了更年期之后，消化功能、胃肠功能都会渐渐地下降，因此饮食上要尽量以清淡为主，适当地多增加一些高蛋白、低脂肪的食物，多吃新鲜的蔬菜水果，多吃豆制品、粗粮，保证六大营养素的吸收等。

（6）保持良好的心态

相由心生，稳定的情绪不仅可以促进内分泌系统的健康，同时对于全身皮肤的营养代谢也都具有很大的帮助。因此进入更年期的女性要想拥有年轻的容貌，保持一个良好的心态很重要。

5.14 进入更年期后需防哪些病

除了更年期综合征，还有一些疾病是更年期女性需要特别注意的。

（1）心脏病

更年期前后，女性的雌激素分泌出现紊乱，心脏常会出问题。比如偶尔早搏或一些微小的心电问题，可能导致心脏病发作或脑卒中的风险增加等。如果出现明显的心律失常或其他问题，患心血管疾病的风险会增加2.5倍。

解决办法：更年期女性要对身体变化做好心理准备，减轻心理负担；平时应适当加强锻炼，按时作息，避免过度疲劳。

（2）乳腺癌

更年期是乳腺最脆弱的时期，可以说是乳腺癌的高发期。这是因为乳腺癌与雌、孕激素水平关系密切，处于更年期前后的女性雌激素水平紊乱，因此比其他年龄组更危险。更年期女性多脾气急躁易怒、紧张焦虑，免疫力会受到影响，容易出现体内脂肪代谢紊乱，而过量的脂肪会刺激合成过多的雌激素和催乳素，容易导致乳腺癌。此外，滥用雌激素也是引发乳腺癌的重要原因。

解决办法：更年期女性应调整心态，保持愉快心情，坚持健康的生活方式，避免高脂饮食，注意营养均衡、合理锻炼等。另外，更年期女性应对乳房的细微变化予以高度重视，对于突然出现的异常感觉，如对乳房体积、形态的变化等应特别警惕。

（3）骨质疏松

对于骨质疏松，女性发病率明显要高于男性，因为当雌激素迅速下降时，人体内的骨吸收大于骨形成，女性体内的钙等矿物质明显流失。

解决办法：首先，更年期女性应多吃一些含钙高的食物，如贝类、

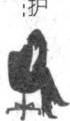

虾皮、奶类和豆类食品；其次，可以补充胶原蛋白，吃点肉皮、猪蹄等；第三，增加运动，注重伸展或灵活性练习，天气好的时候多晒晒太阳。

(4) 妇科肿瘤

女性进入更年期，由于身体机能有所变化，加上自身情绪状态不稳，肿瘤的发病率相对较高。妇科中比较常见的是子宫内膜癌、卵巢癌、宫颈癌等。因此，这个阶段要格外留意身体发出的信号，比如已绝经却发现阴道出血，卵巢已经萎缩却出现肿块等。这些都可能是妇科肿瘤发出的信号，应引起足够的重视，及时到医院进行超声检查。

解决办法：定期进行妇科检查是降低肿瘤发病最简单的办法，处于更年期的女性一旦发现阴道出血、白带增多、腹部发胀、食欲下降等情况，建议都去医院做个筛查。

5.15 更年期症状如何调节

关于更年期症状如何调节是很多女性非常关心的问题，但大家一定要选择适合的方法，只有最适合的才是最好的。

(1) 一般治疗

更年期女性精神、神经症状可因神经类型不稳定或精神状态不健全而加剧，应该进行必要的心理治疗，注意自我调节，多和家人沟通。必要时可口服适量镇静剂以助于睡眠，调节自主神经功能可服用谷维素。更年期女性应该加强身体锻炼，增加日晒时间，摄入足量蛋白质及含钙丰富的食物，以预防骨质疏松。

(2) 药物治疗

更年期对缺乏雌性激素，可以在医生指导下服用雌激素，可以缓解绝经症状，预防骨质疏松，但是雌激素治疗有很多禁忌征和不良反应，女性朋友不能自行用药。现代医学根据临床经验研制出一种新的治疗更年期综合征的方法，即中西医 HRT 均衡调理法，该治疗方法没有副作用，采用中西医结合疗法，让女性轻轻松松度过更年期。

营养小贴士

女性更年期食疗方

◆ **赤豆薏苡仁红枣粥**

原料:赤小豆、薏苡仁、粳米各30克,红枣10枚

用法:同煮粥,1日3次。

适用人群:更年期有肢体水肿、皮肤松弛、关节酸痛者。

◆ **莲子百合粥**

原料:莲子、百合、粳米各30克

用法:同煮粥,每日早晚各服1次。

适用人群:绝经前后伴有心悸不寐、怔忡健忘、肢体乏力、皮肤粗糙者。

◆ **甘麦饮**

原料:小麦30克,红枣10枚,甘草10克

用法:水煎,每日早晚各服1次。

适用人群:绝经前后伴有潮热出汗、烦躁心悸、忧郁易怒、面色无华者。

下 篇
女职工"两癌"预防知识

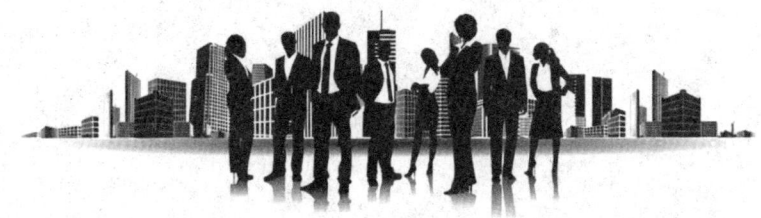

本篇的重点是预防危害女职工健康的两大主要杀手——乳腺癌及宫颈癌，介绍其成因、症状、危害及其防治方法，以增强女职工的自我保健意识，提高预防疾病的能力，使女职工关爱自身健康，做到早发现、早诊断、早治疗，从而降低乳腺癌、宫颈癌的发病率。

第1章 乳腺癌认识

1.1 什么是乳腺及乳腺癌

乳腺位于皮下浅筋膜的浅层与深层之间。浅筋膜伸向乳腺组织内形成条索状的小叶间隔，一端连于胸肌筋膜，另一端连于皮肤，将乳腺腺体固定在胸部的皮下组织之中。

让女性痛苦不堪的乳腺病是一种常见病、多发病，是危害妇女身心健康的主要疾病，分为乳腺炎、乳腺增生、乳腺纤维瘤、乳腺囊肿、乳腺癌五大类，其致病因素比较复杂，如治疗不及时或治疗不当，可能发生病变，随时导致生命危险。

女性乳腺是由皮肤、纤维组织、乳腺腺体和脂肪组成的，乳腺癌是发生在乳腺腺上皮组织的恶性肿瘤。乳腺癌中99%发生在女性，男性仅占1%。

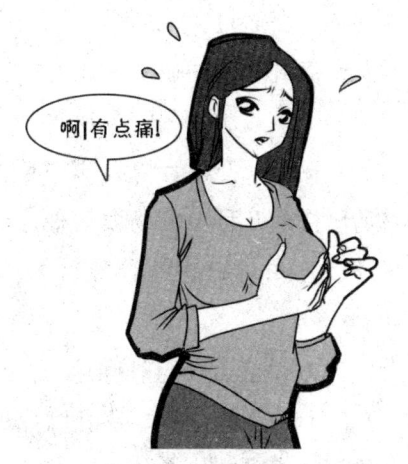

乳腺并不是维持人体生命活动的重要器官，原位乳腺癌并不致命；但由于乳腺癌细胞丧失了正常细胞的特性，细胞之间连接松散，容易脱落。癌细胞一旦脱落，游离的癌细胞可以随血液或淋巴液播散全身，形成转移，危及生命。目前乳腺癌已成为威胁女性身心健康的常见肿瘤。

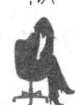

1.2 乳腺癌的易发人群

经常加夜班、长期便秘、长期化浓妆以及常吃烧烤的女性都属于易发病人群。对于易发病人群，做好预防至关重要。

（1）夜班女性易患乳腺癌

人造光抑制了人体内褪黑激素的分泌，这种激素通常在黑夜时才会产生。人体内褪黑激素含量低，不仅会刺激乳腺癌细胞的生长，还会促使易导致乳腺癌的雌激素的分泌。上夜班的时间越长，患乳腺癌的可能性就越大。

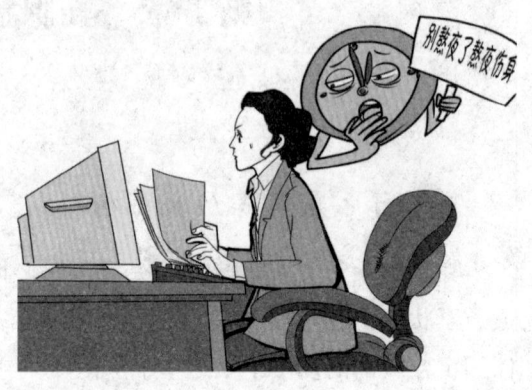

（2）指甲油用多了易患乳腺癌

指甲油也是乳腺癌隐患之一。在化妆品中，指甲油的邻苯二甲酸酯含量最高，很多化妆品的芳香成分也含有该物质。研究发现，化妆品中的这种物质会通过女性的呼吸系统和皮肤进入体内，如果长期使用，会增加女性患乳腺癌的概率，还会危害到她们未来生育的男婴的生殖系统。

（3）长时期便秘易患乳腺癌

研究发现，便秘者的粪便中存在一种致突变原。经测定，该突变原与目前已知的几种致癌物质类似。这种致突变原经肠道吸收后，可随血液循环进入相对敏感的乳腺组织，因此，发生乳腺癌的可能性会明显增加。

（4）吃烧烤容易患乳腺癌

女性爱吃烤肉容易导致乳腺癌的发生，常吃烧烤的女性患乳腺癌的危险性要比不爱吃烤肉的女性高出2倍。因为肉用高温烤烧、油炸或火炭烤烧会产生一种叫异常胺（AH）的致癌成分，这些致癌成分在与人体肌肉组织的肌酸和蛋白质中的氨基酸发生作用时能促使癌细胞形成。建议每人每天食用烤肉量不要超过80克。

 **生活小百科**

九类女性最易患乳腺癌

①曾患乳腺增生、乳腺纤维瘤、副乳者。

②反复做人工流产手术者。

③常用激素类药品或化妆品的女性。

④有乳腺癌家族史（除去遗传原因和环境因素）。

⑤大龄未婚未孕，或已婚未孕，或已孕未哺乳者。

⑥身体肥胖或乳房肥大者。

⑦精神抑郁，情绪不佳。

⑧长期接受电离辐射的女性，如电脑工作者、放射科或是放疗科工作者。

⑨月经初潮过早（不足12岁）、闭经过迟（55岁以上）的女性。

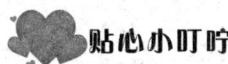 **贴心小叮咛**

1. 了解乳腺健康知识，调整生活方式，治愈乳腺增生，是阻断乳腺癌的癌前病变，预防乳腺癌的最佳措施。

2. 想要乳房健康需要时刻保持愉悦的心情、积极的态度以及寻找到合适的方式宣泄坏情绪。

1.3 乳腺癌发病的危险因素

最新研究认为乳腺癌的发病与某些因素相关，这些因素被称为危险因素，可导致乳腺癌的危险因素大致可分为六类。

（1）激素分泌紊乱

乳腺癌属于一种激素依赖性肿瘤，体内雌激素水平增高是乳腺癌的一个重要发病原因，包括内源性雌激素和外源性雌激素。体内雌激素的分泌增多，这样可以使乳腺导管上皮细胞过度增生而发生癌变，或服用雌激素或含雌激素的补品亦可诱发乳腺肿瘤。

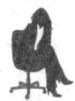

（2）没有生育、少哺乳

大量的调查证明，没有生育或生育了而很少哺乳的妇女发生乳腺癌的概率要比多次哺乳、哺乳时间长的女性多。

（3）一些乳腺慢性疾病

目前认为纤维囊性乳腺病，是一种癌前期病变，容易转变成为乳腺癌。

（4）遗传因素

乳腺癌有明显的家族遗传倾向。流行病学调查发现，5%~10%的乳腺癌是家族性的。如有一位近亲患乳腺癌，则患病的危险性增加1.5~3倍；如有两位近亲患乳腺癌，则患病的危险性将增加7倍。发病的年龄越轻，亲属中患乳腺癌的危险越大。

（5）不良生活方式

精神抑郁、长期吸烟、不爱运动及身体肥胖、高脂和高热量饮食等是乳腺癌的主要危险因素。

（6）某些职业和环境因素

人体暴露于辐射中，特别是孩童时期接触过辐射会增加成人阶段的患乳癌概率。乳腺癌是一种多原因、多阶段和多次突变所致的慢性疾病，绝不仅仅是某单一内在因素（如遗传基因缺陷等）或某单一外在因素（如致癌因素等）单独引起，而是多种因素交替、交互作用和影响的结果。

贴心小叮咛

> 其实乳房大多数是先天决定的，即使你在美容院做保养有使胸部丰满的效果，这多数是由于美容院给你涂抹了一些激素的原因，这些都是有一定的风险性的，所以想去美容院做乳房保养的女性要慎重考虑。

1.4 乳腺癌的病发阶段

乳腺癌的癌细胞在人体内发展是一个相当长的时间过程。主要分为四个阶段，分别是隐匿阶段、早期浸润癌、浸润癌阶段（进展期乳腺癌）及晚期乳腺癌。

阶段一　隐匿阶段

又被称为癌症的前期阶段，时间约6~20年，在这个发展过程中，人体的乳腺细胞经历了癌变、原位癌，这也是早期浸润癌的发展过程。

阶段二　早期浸润癌

指的是癌细胞开始突破乳腺导管上皮的基膜，向间质浸润时期。它不同于原位癌，又不同于一般浸润癌。可见的乳腺间质中有散在的癌细胞巢，可分为早期浸润性小叶癌和导管癌两大类。

阶段三　浸润癌阶段（进展期乳腺癌）

这阶段癌细胞向乳腺间质开始广泛浸润，癌组织和间质互相的混杂，形成多变的病理图像，淋巴结核血行转移的概率明显地增加了。这时期的肿瘤发展较快，肿瘤的直径从小于1厘米长至大于5厘米，又被称为进展期乳腺癌。

阶段四　晚期乳腺癌

这个时期肿瘤已经发展到很严重的程度了，多数患者会出现不同程度癌症转移，不及时治疗癌细胞还会再广泛转移，主要是肺、肝、骨等处分别或多处有转移，严重的危及患者生命。

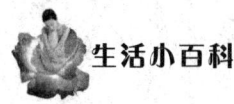 **生活小百科**

胸罩佩戴不合理可促发乳腺癌

每个女性都有一颗爱美的心，拥有挺拔、丰满、外形美观的乳房是每个女性梦寐以求的事情，而乳罩的发明解决了大多数女性对这方面的需求，但是不合理的佩戴方式可能会促发女性患乳腺癌。

临床研究发现，每天佩戴胸罩超过8小时的女性患上乳腺疾病的概率是其他人的两倍。

据不完全统计发现，25~45岁的女性中，几乎有1/4的人患有不同

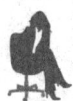

程度的乳腺疾病，而这些疾病的存在会增加女性患乳腺癌的风险。

因此，女性学会给乳房自由，以将乳腺疾病的发生率降到最低，最简单的做法就是尽可能少地佩戴乳罩，选择适合自己的乳罩。

1.5 乳腺癌的治疗方法

乳腺癌的治疗方法和措施较多，包括手术、放疗、化疗、内分泌治疗等。

（1）手术治疗

手术治疗目前仍为乳腺癌的主要治疗手段之一，其努力方向为尽量减少手术破坏、缩小切除范围，最大限度保留乳房外形。包括保乳术和前哨淋巴活检术。其中保乳术主要针对于早期乳腺癌患者，具有安全切缘的保乳术加术后放疗，疗效与全乳切除相当，但患者乳房形状未受到破坏。前哨淋巴结活检术是在乳房手术后，对腋窝淋巴结进行清扫，前哨淋巴结活检测腋窝的淋巴结阳性的准确率可达 90% ~ 98%，而假阴性率可控制在 5% ~ 10%，同时由于手术创伤小，术后上肢水肿的发生率低于 1%。

（2）放射治疗

通常用于手术后，以防止局部复发。对于晚期乳癌的放射治疗，可使瘤体缩小，有的甚至可使不宜手术的乳癌转移为可手术切除。对于孤立性的局部复发病灶，以及乳癌的骨骼转移灶均有一定的姑息性疗效。但对早期乳癌确无淋巴转移的患者，不必常规进行放射治疗，以免损害人体免疫功能。

（3）内分泌治疗

乳腺癌的内分泌治疗是肿瘤内分泌治疗中研究历史最久、最成熟也是最有效的，但是它是非治愈性的，其治疗目的是降低体内循环和肿瘤内雌激素水平，以降低癌细胞增长。

凡不宜手术或放射治疗的原发晚期乳癌，雌激素受体测定阳性者，可单独或合并内分泌治疗。所用药物及手段因月经情况而异。

（4）化学药物治疗

化学药物的治疗，为乳腺癌的重要治疗方式，化疗目的在于根除手术后或放疗后机体内残余的肿瘤细胞，以提高治愈率，减少术后癌细胞的复发及转移。

（5）免疫治疗

20世纪70年代美国提倡了一种概念，即以修饰人体的生物学反应的物质来提高对肿瘤的抵抗力，这种方法被称为BRM疗法或免疫疗法。70年代以来云芝多糖、裂褶菌多糖、香菇多糖在日本，桑黄多糖在韩国先后被批准作为免疫抗肿瘤药物，由此奠定了菇类多糖类在BRM疗法中的地位，同时也极大地推动了菇类生物活性成分的研究和应用。

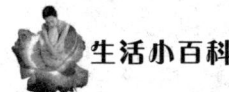 **生活小百科**

不同时期的乳腺癌是如何治疗的

第一期：保留胸大肌的简化根治术，或全乳切除加腋窝低位淋巴结清扫（胸小肌外侧缘以下），手术加放疗。

第二期：乳腺癌根治术或简化根治术，术后加用化疗以及酌情加用放疗。

第三期：乳腺癌根治术，术前术后加用化疗与放疗。

第四期：一般不考虑手术治疗，采用积极的综合疗法。但个别病例如全身情况较好，为了改善生活质量，亦可考虑切除原发灶或行全乳切除术。

其中位于内侧的第一期乳腺癌一般不行扩大根治术，而于术后加用胸骨旁放疗，亦可考虑行简化根治术加内乳淋巴结清扫；位于内侧的第二期乳腺癌可行根治术加术后放疗，或行扩大根治术。

1.6 乳腺癌的初期信号

为了早期诊断治疗乳腺癌，女性应了解一些乳腺癌的初期信号。乳腺癌的初期信号主要表现在以下几个方面：

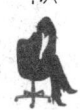

乳房肿块 ➡	乳房内生长肿块，有时无明显的症状，患者常于穿衣、洗澡、自我检查时发现。
乳房疼痛 ➡	有些患者可有乳房隐痛、胀痛、钝痛或刺痛。
乳头回缩 ➡	肿瘤侵犯乳头或乳晕下区时，导致乳头偏向一侧、回缩或凹陷。
乳头溢血 ➡	从乳头流出血性分泌物，常是乳腺导管癌的表现，应就医检查，并与乳腺导管内乳头状瘤等良性病变鉴别。
溃烂 ➡	乳头、乳晕区皮肤糜烂或溃疡，常为湿疹样癌的表现。
"橘皮样"皮肤 ➡	乳房皮肤出现橘皮样改变，乳房皮肤水肿而有毛孔的地方明显凹陷，导致皮肤表面凹凸不平，像橘子皮。
两侧乳房不对称 ➡	当肿块体积增大或与胸壁粘连时，使患侧乳房在大小、形状等方面与对侧呈异样。
腋窝淋巴结肿大 ➡	当腋窝淋巴结较大时，可感到腋窝内有物体挤压感，或在举臂时可感腋窝有肿物突出。
炎性乳腺癌的表现 ➡	乳房明显增大，皮肤红肿，进展较快，这是炎性乳腺癌的特有表现，有时易误诊为乳腺炎、乳房脓肿，抗炎治疗无效。

 **生活小百科**

延误乳腺癌早诊时机的原因

乳腺位于皮下浅筋膜的浅层与深层之间,诊断并不困难,但就目前我国医院统计的资料来看,早期病例仍占少数,哪些原因延误了乳腺癌的早期诊断呢?

①女性朋友对医学科普知识了解不够,对乳腺癌的临床特点尚不认识,日常生活中缺少对这一疾病的警惕性。

②早期乳腺癌大多是无痛性肿物,身体可能无任何不适,既不影响生活,也不影响工作。

③少数女性受陈旧观念的束缚,思想守旧,羞于查体,不愿意去医院检查乳腺。

④图一时的省事、方便,听信了个别人的无稽之谈,或过于迷信某个仪器的诊断,放松了警惕,不再进一步检查。

⑤生活节奏快,工作繁忙,顾不上自己的身体健康,延误了早诊的时机。

1.7 乳腺癌的早期症状

近年来乳腺癌已经成为了威胁女性健康的第一杀手,女性对于乳腺癌的重视程度也变得越来越高。早期乳房内可触及蚕豆大小的肿块,较硬且可活动。一般无明显疼痛,少数有阵发性隐痛、钝痛或刺痛。常有局部不适感,特别是绝经后的女性,有时会感到一侧乳房轻度疼痛不适,或一侧肩背部发沉、酸胀不适,甚至牵及该侧的上臂。

(1) 肿块、疼痛

早期乳房内可触及蚕豆大小的肿块,较硬,可活动。一般无明显疼痛,少数有阵发性隐痛、钝痛或刺痛。

经常会有不明原因的疼痛,乳癌早期症状或许还没有出现硬块,但是因为乳癌合并囊性增生,会出现胀痛、钝痛。

某些时候乳癌早期症状中没有硬块和明显疼痛,但常有局部不适感,

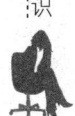

尤其是绝经后的女性，有时会感到一侧乳房轻度疼痛不适，或一侧肩背部发沉、酸胀不适，甚至牵及该侧的上臂。

（2）皮肤改变

常见为浅表静脉怒张，酒窝征和橘皮样皮肤。炎性乳癌病人胸部皮肤可大片颜色变暗，呈硬结、增厚，杂以癌性斑块和溃疡呈铠甲状胸壁。晚期乳癌可向浅表溃破，形成溃疡或菜花状新生物。

乳头近中央伴有乳头回缩，早期乳腺癌患者乳房皮肤常有轻度的凹陷，乳头糜烂、乳头不对称，或乳房的皮肤有增厚变粗、毛孔增大现象。

（3）乳头乳晕改变

乳房中央区乳腺癌，大导管受侵犯可致乳头扁平、凹陷、回缩，甚至乳头陷入乳晕下，导致乳晕变形。Paget氏病可出现乳头、乳晕皮肤湿疹样改变。

（4）乳头溢液

乳腺癌伴溢液占乳癌总数的1.3%~7%，且多见于管内癌、乳头状癌。血性溢液多见，次为浆液性、浆血性、水样等也有。以溢液为唯一症状乳癌，极少见，且大多为早期管内癌、乳头状癌，溢液乳腺癌多数先发现肿块后伴有溢液。

（5）腋淋巴结肿大

作为乳腺癌首发症状少见（除非隐匿型乳腺癌）。大多提示乳腺癌病程进展，需排除上肢、肩背、胸部其他恶性肿瘤转移所致。

 生活小百科

常多发的几大乳腺癌的早期表现

乳腺癌的高发在生活中许多女性应该还是有所了解的吧，多数人不是太关注到乳腺癌的存在，所以也就忽视了乳腺癌的早期症状表现是怎样的。

①绝大多数乳腺癌患者无明显疼痛感觉，少数乳腺癌患者以疼痛就诊，疼痛多为阵发性刺痛、隐痛。非到晚期疼痛多不严重。这是乳腺癌的早期症状表现之一。

②乳头改变也是属于乳腺癌的早期症状。正常人双侧乳房对称,当乳头附近有癌肿存在,乳头常被上牵,故双侧乳头高低不一。乳头内陷是乳房中心区癌肿的重要体征,乳头难以用手指牵出,乳头处于固定回缩状态。湿疹样癌则见乳头呈糜烂状,乳腺癌患者可常有痂皮。

③乳腺癌患者以乳内发现肿块就诊者占绝大多数。对成年妇女乳内肿块应引起高度重视。乳腺癌多为单个,极少可见同一乳房内多个病灶。乳腺癌患者的肿块形态差异较大,一般认为形态不规则,边缘不清晰,质地偏硬。

以上的这些描述都是指患有乳腺癌的早期症状表现,相信大家现在应该对于这方面的乳腺癌知识有诸多的了解。

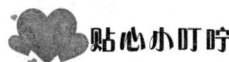贴心小叮咛

> 乳腺癌是一种严重危害女性身心健康的常见恶性肿瘤,不仅危及患者生命,而且造成女性性征器官的损毁。因此及早的发现和治疗有着极其重大的意义。

1.8 乳腺癌的晚期症状

乳腺癌晚期也就是常说的恶性肿瘤。一般都是由于早期出现病情没有及时发现而使其出现恶化的。乳腺癌晚期的症状主要体现在六个方面:

(1)肿块

乳内肿块是乳腺癌晚期症状最主要的表现,一般发生在乳腺的外上部。尤其对成年女性乳内肿块应引起高度重视。乳腺癌多为单个,极少出现同一乳房内多个病灶。肿块形态差异较大,一般认为形态不规则,边缘不清晰,质地偏硬。癌性肿块在早期限于乳腺实质内,尚可推动,但又不似良性肿瘤那样有较大活动度,一旦侵犯筋膜或皮肤,肿块就不能推动,病期亦属较晚。

(2)疼痛

绝大多数乳腺癌早期患者无明显疼痛感觉,但到了乳腺癌晚期,疼痛比较明显,而且多为阵发性刺痛、隐痛。

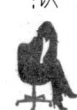

(3) 乳头溢液

乳头溢液可能是生理性或病理性的,非妊娠哺乳期的乳头溢液发生率为3%~8%,溢液可能是无色、乳白色、淡黄色、棕色、血性等,也可呈水样、血样、浆液样脓性;溢液量可多可少,间隔时间亦不一样,一般晚期患者溢液比较严重,这时应对乳头溢液进行涂片细胞学检查以明确。乳腺癌多数伴有乳腺肿块,单纯以乳头溢液为症状者少见。

(4) 乳房皮肤改变

乳腺癌皮肤改变与肿块部位深浅和侵犯程度有关。肿块小、部位深,皮肤多无变化;肿块大、部位浅,较早与皮肤粘连,使皮肤呈现凹陷。若癌细胞堵塞皮下淋巴管引起皮肤水肿,形成橘皮样变,属晚期表现。

(5) 乳头改变

当乳头附近有癌肿存在,乳头常被上牵,故双侧乳头高低不一。乳头内陷是乳房中心区癌肿的重要体征,乳头难以用手指牵出,乳头处于固定回缩状态。湿疹样癌则见乳头呈糜烂状,常有痂皮;病变区与皮肤分界十分清楚,病变皮肤较厚。尤其是乳腺癌晚期患者,这些现象更为明显。

(6) 乳房外形变化

正常乳房外形呈自然弧形,乳腺癌晚期则弧形发生异常。

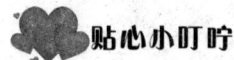贴心小叮咛

乳腺癌晚期患者宜食海带、海藻、紫菜、牡蛎、芦笋、鲜猕猴桃等具有化痰、软坚、散结功能的食物。

1.9 乳腺癌的术后护理

做好护理对乳腺癌患者术后的身心康复能起到至关重要的作用。乳腺癌术后护理的注意事项有以下5点。

(1) 饮食方面

乳腺癌患者除了在治疗期间服用药物或因病情变化需要注意按医嘱

忌食外,在手术前后应当按时进餐,补充营养。坚持适量进食易消化、高营养的食物,以保证身体能接受和完成各种治疗计划。

(2) 康复锻炼

乳腺癌患者手术后,家属应尽早进行术后的康复功能锻炼,帮助和督促患者对水肿肢体皮肤的保护,同时避免水肿肢体操持重物。

(3) 日常起居

乳腺癌患者在手术后、化疗放疗期间身体会比较虚弱,在白细胞减少期间,为防止各种感染的发生,家属应避免患者接触过多的人,少去公共场所。

(4) 心理护理

在患者心情抑郁、痛苦时,家属应在精神上、思想上积极地给予安慰和鼓励。

(5) 术后随访

乳腺癌患者的术后随访是极其重要的,家属应协助进行。无论是医院随访或是答复的随访信,家属都应尽力协助配合完成。这除了对患者的治疗及康复有帮助外,还可以为乳腺癌的研究提供大量的资料和数据,有利于乳腺癌防治工作的开展。

1.10 不同阶段乳腺癌患者的饮食要求

根据患者发病阶段,可为其提供相应的食物。

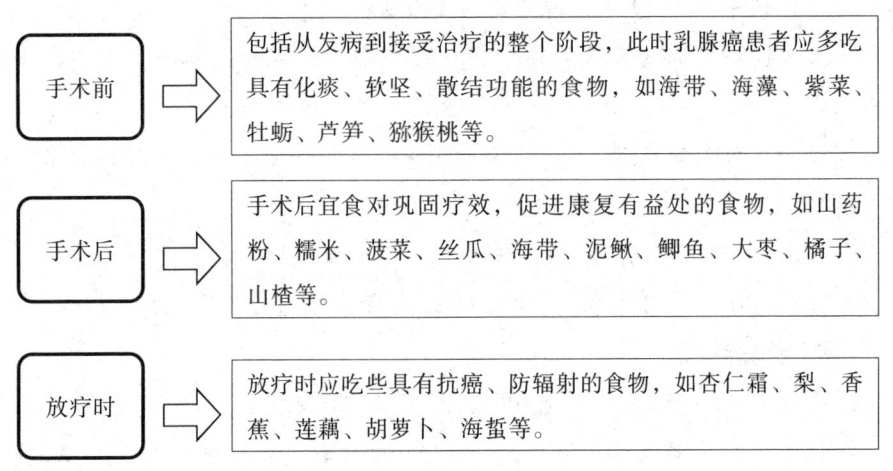

| 化疗时 | ⇒ | 任何癌症的化疗都会给患者带来骨髓抑制及消化道反应等现象，可通过食用鲜姜汁、鲜果汁、番茄、粳米、灵芝、黑木耳等来缓解症状。 |

| 晚期患者 | ⇒ | 晚期患者除食用上述食物外，还应补充高蛋白食物，如鲫鱼、蚕蛹等，此外新鲜的蔬菜与水果是必不可少的。 |

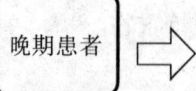 营养小贴士

乳腺癌食疗小方法

乳腺癌患者在发病后可通过一些食疗偏方来辅助治疗，往往会取得较好的效果。使用前应取得医生的同意，常见的食疗偏方有以下3例：

◆ **蟹壳粉**

原料：生螃蟹壳250克

做法：先将螃蟹壳拣杂，洗净，晒干或烘干，研成细末，瓶装，防潮，备用。

用法：每日2次，每次6克，温开水冲服。

营养功效：软坚散结，防癌抗癌。本食疗方通治各期乳腺癌，对乳腺癌未破溃者尤为适宜。

◆ **金银花蒲公英糊**

原料：金银花30克，鲜蒲公英100克

做法：先将金银花拣杂，洗净，放入冷水中浸泡30分钟，捞起，切成碎末，备用。将鲜蒲公英（带花蕾者亦可）全草择洗干净，切碎，捣烂成泥状，与金银花碎末同放入砂锅，加清水适量，大火煮沸后，改用小火煎煮成糊状即成。

用法：早晚2次分服

营养功效：清热解毒，防癌抗癌。本食疗方通治各期乳腺癌。

◆ **全蝎蜂蜜露**

原料：全蝎50克，白糖100克，蜂蜜250克

做法：先将全蝎晒干或烘干，研成极细末，放入蒸碗中，加白糖、

蜂蜜及清水少许，搅拌均匀，加盖，隔水蒸1.5小时，离火，晾凉后装瓶，防潮，备用。

用法：每日3次，每次10克，温开水送服。

营养功效：解毒通络，防癌抗癌。本食疗方通治各期乳腺癌。

1.11 乳腺癌的预防

从流行病学调查分析，乳腺癌的预防可以考虑以下几个方面：

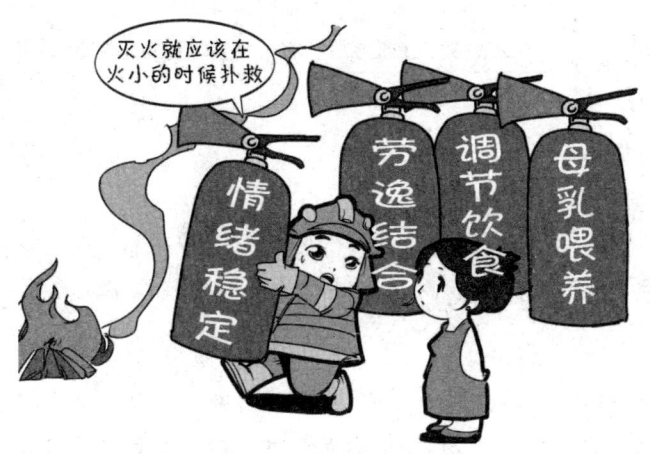

科学饮食 ⇒	女性应该注意自己每天吃的食物，要有健康饮食的观念，可以多吃些白菜、海鱼、新鲜蔬菜、水果、菌类及豆类食品。过多地食用肉类、煎蛋、黄油、奶酪、动物脂肪可增加乳腺癌危险性，要避免过多摄入，以控制体重，忌烟酒。
按时作息 ⇒	乳腺癌的发病率跟生活方式有密切关系。因此，调整生活方式是让乳房远离噩梦最有效的手段。如减少熬夜的次数，有规律的作息等。
多晒太阳 ⇒	适量的太阳紫外线能够起到杀菌作用，但不要久晒暴晒。要起到预防乳腺癌的效果，应该选择在合适时间，以每天早上8～10点，下午4～5点这两段时间内在阳光下散步15～30分钟为宜。

| 调节情绪 | ⇨ | 避免精神刺激，保持情绪稳定，培养良好的心理素质，可以增强机体的抗癌能力。适量运动，可以减少乳癌的发病机会。 |

| 少吃避孕药 | ⇨ | 许多女性采用吃避孕药的方式避孕，会对身体带来很大危害，也会增加女性患上乳腺癌的概率。 |

| 学会自查 | ⇨ | 女性应该把乳房自查作为日常乳房护理的一部分，每月检查一次，如果发现乳房有异常肿块、非哺乳期乳头有溢液、腋窝淋巴结肿大和上肢水肿，就需要立即到医院做进一步检查。 |

生活小百科

生活中如何预防乳腺癌

在日常生活中要注意预防乳腺癌，主要应做到以下几点：

1. 乳房按摩

轻轻按摩乳房，可使过量的体液再回到淋巴系统。按摩时，先将肥皂液涂在乳房上，沿着乳房表面旋转手指，约一个硬币大小的圆。然后用手将乳房压入再弹起，这对防止乳房不适症有极大的好处。

2. 合理饮食

多食富含维生素和钙质的食物，如葡萄、猕猴桃、柠檬、草莓、番茄、胡萝卜、菜花、南瓜和一些绿叶蔬菜等，不仅含有多种维生素，而且含有抗癌和防止致癌物质亚硝基胺合成的物质。咖啡、巧克力中含大量的黄嘌呤，不利于乳房健康，应忌食。

3. 控制体重

控制体重也是预防乳腺癌的措施之一，研究表明，18岁以后体重迅速增加的女性，与那些长期保持标准体重的女性相比，其更年期后患乳腺癌的危险率几乎高一倍。

4. 及时就医

如果腋下患有淋巴结肿胀需要及时就医，因为腋下与乳房非常接近，很有可能引发乳房疾病,就医时需避开月经周期。另外,乳房感到瘙痒时,先要明确瘙痒的来源,如果是由于某种刺激造成的皮肤瘙痒不用太过担心,进行皮肤治疗即可。如果是由于乳房内部引发的瘙痒,有可能是由于月经周期造成的神经问题或者是激素紊乱,一般持续时间比较长,则可能是乳腺炎或是炎性乳腺癌的前兆,最好尽快就医。

1.12 预防乳腺癌要因人而异

乳腺癌是一种对女性危害严重的疾病,各年龄段都有可能发病,所以要注意防范,只有在预防时掌握要点,才能起到事半功倍的效果。

(1) 未婚未育女性

一般情况下这类人群年龄较轻,不合理的饮食结构和生活方式容易成为诱因。因此,在生活中要坚持合理的饮食,多吃富含维生素和高纤维食物,保证身体营养;尽量减少夜生活,做到起居有常;月经前一周内,远离辛辣食物,尽量吃清淡高纤维食物,以免激素过于活跃,加剧经期乳房胀痛。

(2) 孕妇及哺乳期女性

孕妇乳房会出现胀痛等情形,这个时期的女性应该避免穿紧身的上衣或胸罩,以免压迫乳房,影响乳腺的正常发育,从而影响对孩子的哺育。另外,哺乳期女性要特别重视乳腺检查。

(3) 更年期女性

更年期女性身体进入另一个发展阶段,身体的内分泌系统会因为体质原因受到一定影响,故在坚持合理的饮食方式和规律作息时间下,应该每月进行一次乳房自我检查,每年到专业医院进行体检,自己随时注意乳房的细小变化,发现问题,立即检查治疗。

 **生活小百科**

哺乳期女性应注意乳腺癌的发生

资料显示有哺乳经历的女性发生乳腺癌的概率低于不生育不哺乳的

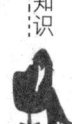

女性，但是哺乳期处理不当反而会增加女性患乳腺癌的风险，因此哺乳期的女性更应学会预防乳腺癌，具体可分以下三点。

1. 乳房发炎

导致乳腺癌的因素有很多，哺乳期女性体内激素水平会有很大的变化，更容易患"炎性乳腺癌"。炎性乳腺癌是乳腺癌发病过程中的一个特殊病变，主要与饮食结构不合理、动物蛋白摄入过多、环境污染、压力过大等原因导致免疫力失调有关。

2. 不哺乳

女性在生产后母乳喂养时间越长，日后发生乳腺癌的概率就越小，这是因为通过哺乳可促使女性内分泌系统进行调节，使性激素逐渐恢复到平衡状态，而拒绝哺乳则会使内分泌失调严重，导致性激素含量高于正常水平，性激素含量高是乳腺癌的危险因素。

3. 不当挤奶

乳房属于娇嫩的器官，因此需要特殊的呵护。而在挤奶时用力过大会对乳房造成损伤，不仅不能将乳汁瘀积的乳腺管通开，还会使乳汁瘀积更严重，引发乳腺炎甚至乳腺癌，因此应在专业人士指导后进行操作。

贴心小叮咛

女性应注意多食含脂肪低或含不饱和脂肪的豆类食物及五谷杂粮，少吃动物脂肪和高热量食品。提倡每日喝一杯酸牛奶，减少人体对脂肪的吸收，增加免疫球蛋白的数量。此外，饮酒也被证明可以增加乳腺癌发病概率。因此，预防乳腺癌，女性应避免饮酒。

1.13 学会自检，远离乳腺癌

如果女性能做到每月一次的乳房自查，那么，患乳腺癌的概率就会大大下降。自检最好在月经结束一周后，因为月经前或经期乳腺生理性充血，腺泡增生和腺管扩张等组织变化，使乳腺组织肥厚，会影响检查效果。月经周期不规则的女性应在每月的同一时间进行自检。

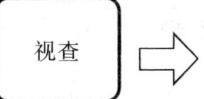 脱去上衣，直立镜前，在明亮的光线下，对镜子中两侧乳房进行视诊，比较双侧乳房是否对称，外形有无大小和异常变化。乳房异常体征主要包括乳头回缩、乳头溢液、皮肤皱缩、皮肤脱屑、酒窝征和轮廓外形有变化。

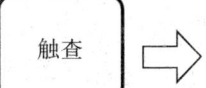 举起左侧上肢，用右手三指（食指，中指，无名指）指腹缓慢稳定、仔细地触摸乳房，在左乳房顺时针或逆时针向前逐渐移动检查，从乳房外围起至少三圈，直至乳头。也可采用上下或放射状方向检查，但应注意不要遗漏任何部位，同时检查腋下淋巴结有无肿大。最后，用拇指和食指尖轻轻挤压乳头并观察有无排液，如发现有混浊、微黄色或血性溢液，应立即就医。接着按同样方法检查右侧乳房。

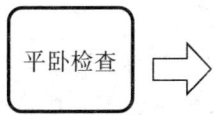 待检测上肢举过头放于枕上或用折叠的毛巾垫于待检测肩下。这种位置可以让乳房平坦，易于检查，方法和触查相同。

贴心小叮咛

检查乳房时，只能用手指触摸，而不可用手指抓捏，因为抓捏容易误把腺体组织当成肿瘤。在自我检查中，如发现异常或可疑，应去医院就诊进一步检查。

营养小贴士

多吃5类食物预防乳腺癌

乳腺癌是妇科病头号杀手，女性们都闻之色变。在现今的医学，女性除了要定期做检查来预防乳腺癌外，有些食物也能起预防作用，以下5种食物女性要多吃。

第一类：食用菌类

银耳、黑木耳、香菇、猴头菇、茯苓等是天然的生物反应调节剂，能增强人体免疫能力，增强身体的抵抗力，有较强的防癌作用。

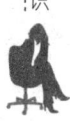

第二类：鱼类

黄鱼、甲鱼、泥鳅、带鱼、章鱼、鱿鱼、海参、牡蛎以及海带、海蒿子等，因为它们含有丰富的微量元素，有保护乳腺、抑制癌症生长的作用。

第三类：水果类

葡萄、猕猴桃、柠檬、草莓、柑橘、无花果、山楂、大枣、芒果等，不仅含有多重维生素，而且含有抗癌和防止致癌物质亚硝基胺合成的物质。

第四类：蔬菜

蔬菜与主食合理搭配有利于身体健康。如番茄、胡萝卜、菜花、南瓜、大蒜、洋葱、芦笋、黄瓜、丝瓜、萝卜和一些绿叶蔬菜等。

第五类：牛奶及其制品有益于乳腺保健，可以补充钙

谷类如小麦（面粉）、玉米、大豆及一些杂粮均有利于健康。大麦含有大量的可溶性和不可溶性纤维素。可溶性纤维素可帮助身体对脂肪、胆固醇和碳水化合物的新陈代谢，并降低胆固醇。不可溶性纤维素有助于消化系统的健康，并预防癌症。坚果是食物的果仁和果种，含有大量的抗氧化剂，可起到抗癌的效果。

1.14 乳腺癌与生活习惯密切相关

乳腺癌的发生和生活习惯有着密切的关系，良好的习惯可以更有效地预防乳腺癌发生，所以女性最好养成以下生活习惯：

（1）按时作息

女性作息时间不规律，容易造成内分泌紊乱，成为乳腺癌的诱因。所以要养成按时作息的习惯，劳逸结合，避免长期熬夜或长时间伏案工作。

（2）加强锻炼

生活节奏的加快，使很多女性面临很大压力，锻炼机会减少，造成身体免疫力下降，易受细菌及病毒的入侵，所以生活中要适当运动，尤其是加强上肢功能锻炼。

（3）避免抽烟、饮酒

饮酒对女性的危害要比男性大很多，酒精可刺激脑垂体前叶催乳素的分泌，而催乳素又与乳腺癌发生息息相关，所以女性特别是绝经前后的女性，应戒酒或少饮酒；香烟中含有多种致癌物质，对女性健康影响更大。

（4）少喝咖啡

咖啡、可可、巧克力，这类食物中含有大量咖啡因、黄嘌呤可促进乳腺增生，而乳腺增生又可能导致乳腺癌的发生，所以，女性特别是中年以上的女性，应少饮咖啡，少食巧克力。

（5）多食豆类及富含维生素食物

豆类食物含有异黄酮，能有效遏制乳腺癌的发生；多食用菌类，如银耳、黑木耳、香菇等是天然的生物反应调节剂，能增强人体免疫能力，增强身体的抵抗力，有较强的防癌作用；黄鱼、甲鱼、泥鳅、带鱼等含有丰富的微量元素，对保护乳腺、抑制癌症生长有很重要作用。

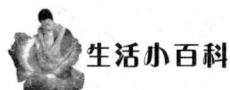 **生活小百科**

预防乳腺癌的6个生活常识

乳腺癌是女性最常见的恶性肿瘤之一，占全身各种恶性肿瘤的7%~10%，占城市女性恶性肿瘤的首位。部分患者因为害怕失去乳房导致身材变形，宁愿选择保守治疗，与其这样捍卫乳房，不如在日常生活中就做好预防工作，注意以下6个生活常识。

1. 改变饮食习惯

采用低脂高纤的饮食方式，多食用谷类、蔬菜及豆类，另外还要注意不要吃高盐食物，高盐食物易使乳房胀大，尤其是月经来潮前一周要避免食用这类食物。

2. 保持适宜的体重

过度肥胖的女性乳房肿痛的现象较明显，患乳腺癌的概率也比较大，减轻体重能在一定程度上缓解。

3. 穿稳固的胸罩

胸罩除了可防止乳房下垂外，更重要的是防止已受压迫的乳房神经

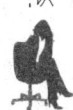

进一步受到压迫，消除不适。

4. 经常按摩乳房

经常按摩乳房，可使过量的体液再回到淋巴系统，对预防乳腺癌有益处。按摩时，先将肥皂液涂在乳房上，沿着乳房表面旋转手指，做圆圈移动，然后用手将乳房压入再弹起，这对防止乳房不适很有好处。

5. 切忌滥用药

有的人经常自行服用一些消炎药或止痛药来缓解乳房胀痛，这是错误和危险的做法，因为单纯的缓解乳房胀痛不能治疗疾病，而且还会掩盖真实的病情，对健康不利。此外还要避免使用利尿剂，虽然利尿剂有助于排放体内的液体，也能减轻乳房的肿胀，但过度使用利尿剂会导致钾的流失、破坏电解质的平衡、影响葡萄糖的形成，这些都对乳房健康不利。

6. 热敷止痛

热敷是一种传统的中医疗法，可用热敷袋或洗热水澡等方式缓解乳房疼痛，如果采用冷、热敷交替法，消除乳房不适效果会更好。

贴心小叮咛

有规律性生活的女性，乳房有充血、肿胀及消退的周期性变化，有利于促进乳房内部的血液循环，避免胀痛不适或乳腺小叶增生，在一定程度上有预防乳腺癌的作用。

第 2 章 宫颈癌认识

2.1 什么是宫颈

宫颈又称子宫颈,是女性生殖系统中重要组织器官之一,从胚胎和女性胎儿起直至老妪,子宫颈涉及女性一生中的妇科、产科、计划生育、妇女保健和生殖健康等疾病防治和保健问题,涉及女性自身的健康、家庭幸福、经济和社会问题。

2.2 常见的宫颈疾病有哪些

宫颈疾病是指发生在宫颈区域的各种病变,包括宫颈炎、宫颈息肉、宫颈糜烂、宫颈肥大、宫颈腺体囊肿、宫颈癌等。

(1) 宫颈炎

宫颈炎是育龄女性常见的疾病,分急性和慢性两种,临床上以慢性宫颈炎多见。宫颈由于炎症的刺激程度不同,表现也不相同。主要表现为白带增多,呈黏稠的液体或脓性黏液,有时伴有血丝。由于分娩、流产或手术损伤宫颈后发生。

(2) 宫颈息肉

宫颈息肉是慢性宫颈炎的一种表现形式。宫颈管表面有一层黏膜,由于慢性炎症的长期刺激,使得颈管黏膜不断增生、堆积,并且从黏膜的基底层向宫颈的外口突出,从而形成了息肉。息肉的根部大多附着在宫颈管内或宫颈的外口,一般比较小,直径多在 1 厘米以下,单个或多个。也有较大者,直径可达数厘米,随着生长而突出于宫颈口外。息肉小的则仍留在宫颈管,仅微现于宫颈口。宫颈息肉如不治疗,会逐渐长大,阻塞宫颈口。

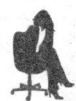

（3）宫颈肥大

宫颈肥大是慢性宫颈炎的一种。由于病原体感染宫颈黏膜引起的炎性改变。引起的病原体有支原体、衣原体、细菌、病毒，应做宫颈分泌物的检查以确诊。必要时做宫颈 TCT 的检查，可排除宫颈的早期癌变。单纯的宫颈肥大不会影响怀孕，但严重的宫颈炎，可引起子宫内膜炎、输卵管卵巢炎、输卵管粘连、阻塞，导致不孕不育。

（4）宫颈囊肿

宫颈囊肿是慢性宫颈炎的一种，是常见的一种妇科疾病，宫颈囊肿又称纳氏腺囊肿，是宫颈糜烂在愈合的过程中，腺体内的分泌物不能外流，新生鳞状上皮过度增生，阻塞宫颈腺管。

2.3 宫颈疾病有哪些危害

宫颈疾病是妇科病最常见的疾病总称，它的类型有很多，而且它对于女性的危害性很大。

危害一　引发多种并发症的出现

当患了宫颈炎后，病原体可上行感染，造成子宫内膜炎；可通过宫旁韧带、淋巴管蔓延引起慢性盆腔炎；此外，还可引发宫颈息肉、外翻及囊肿等病症。

危害二　影响夫妻生活

当进行性生活时，可能出现剧烈疼痛或出血症状。

危害三　诱发宫颈癌变的出现

有关调查显示，有宫颈炎的女性，其宫颈癌发病率，比没有宫颈炎的女性高 10 倍。长期不治、久治不愈的宫颈炎，被认为是宫颈癌发病的一个重要因素。

危害四　诱发流产

长期的宫颈炎症会使宫颈组织变化，弹性下降，使产程不顺利，极有可能会导致流产。

危害五　导致不孕

> 女性患上宫颈炎时，宫颈分泌物会明显增多，质地黏稠，并有大量白细胞，妨碍精子进入宫腔，影响受孕，甚至导致不孕。

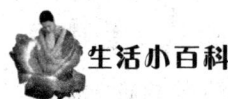 生活小百科

小心妇科病的致癌危险

多种妇科疾病都成为女性多发病，在这些妇科病当中，有很多可能会恶化致癌。

1. 宫颈糜烂

致癌概率：★★★★★

宫颈炎症、宫颈糜烂是已婚女性的常见病，很大程度都是由分娩、流产或手术操作损伤宫颈，以及产褥期、经期不卫生及细菌感染而导致的。据资料统计表明，因宫颈糜烂发生宫颈癌者比未患此病得宫颈癌者的概率高7~12倍，故发现此病必须认真治疗，直到彻底治愈。

2. 乳腺增生

致癌概率：★★★★

乳腺增生有多种，乳腺囊性病、乳头状瘤和纤维腺瘤，都是乳腺的良性病变，但其中有一部分可以转变为恶性，特别是有乳腺病家族史的女性。应该做好乳腺的定期检查，若发现乳房肿块增长迅速、变硬或乳头溢出血性分泌物时，应尽快到医院诊治。

3. 子宫肌瘤

致癌概率：★★★

这是中年女性常见的一种妇科良性肿瘤，亦有年轻化的趋势。子宫肌瘤若迅速增大，可压迫直肠、膀胱而引起排便、排尿困难，也有部分人可能演变为恶性肿瘤，确诊为子宫肌瘤的人，就应该密切观察和随诊，或及早采取措施，慎防发生恶变。

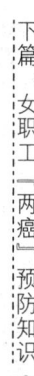
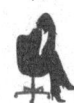

4. 子宫内膜增殖

致癌概率：★★

有研究表明，子宫体癌是我国癌症发病率明显上升的病症之一。子宫内膜增殖属一种良性病变，是由于大量雌激素刺激子宫内膜所致，表现为不规则的多量的异常子宫出血。这种病变有演变为子宫内膜癌的可能，所以如果女性一旦发现有这样的病症现象，也应及时到医院检查、治疗。对于子宫内膜增殖，好的治疗方法是通过宫腔镜手术，创伤小，子宫损伤小，而且可以保留生育能力。

5. 外阴色素痣

致癌概率：★★

外阴色素痣是发生于外阴皮肤上的黑色斑点，有的光滑、有的粗糙，有的可有毛发生长。外阴色素痣比身体其他痣更容易恶变，这是因为外阴部分常受摩擦和刺激，又因色素痣对性激素的刺激作用较为敏感，往往在青春期和妊娠期增大、变黑。据统计，40%～80%的恶性黑色素瘤都发生于色素痣。发现外阴色素痣一定要尽早到医院进行检查，或进行预防性切除，以防止发生恶变。

2.4 什么是宫颈癌

宫颈癌是女性常见恶性肿瘤之一，它是迄今为止唯一找出致病原因的癌症。宫颈癌是由人乳头瘤病毒（HPV）引起的，HPV病毒可直接通过皮肤接触传播，有十几年的潜伏期，故初期没有任何症状。宫颈癌可防可测，按时进行宫颈癌筛查就能有效避免不幸发生。原位癌高发年龄为30～35岁，浸润癌为45～55岁，近年来其发病有年轻化的趋势。

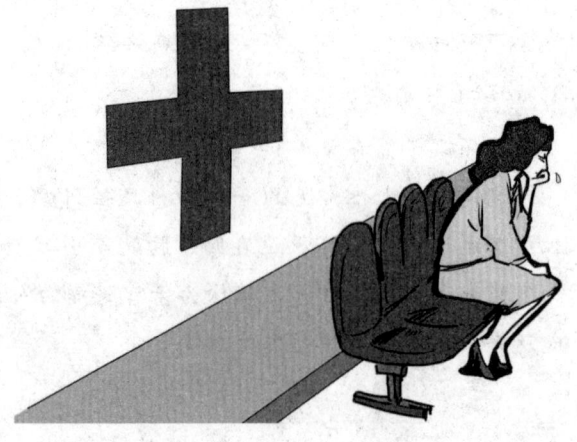

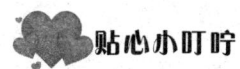 贴心小叮咛

> 宫颈癌在世界各地都有发生,是人体最常见的癌瘤之一,不但在女性生殖器官癌瘤中占首位,而且是女性各种恶性肿瘤中最多见的癌瘤。发病年龄以 40～50 岁为最多,60～70 岁有一高峰出现,20 岁以前较少。

2.5 宫颈癌有什么危害

女性的妇科疾病中,宫颈癌是其中之一。而宫颈癌的危害极其严重。

(1) 对子宫造成致命损伤

对于女性来讲,子宫是女性胚胎发育成长的地方,在治疗过程中宫颈癌患者因为种种原因,有时候不得不割掉子宫以达到保全生命的目的,这从另一方面无情剥夺了女性作为母亲的权利。

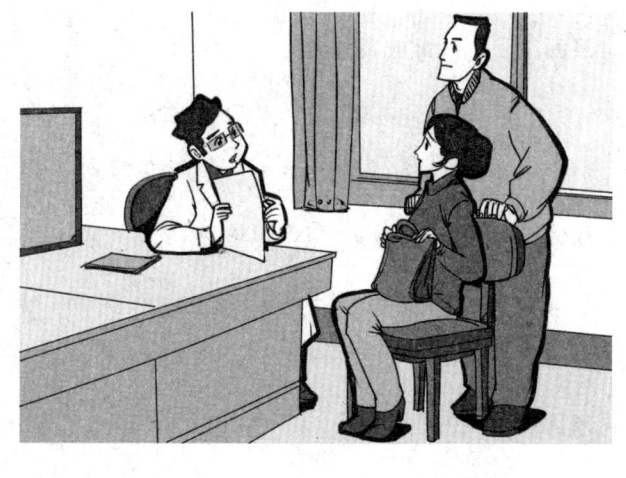

(2) 严重影响生理生活

宫颈癌一旦发病就会严重影响到女性的生理生活。由于子宫位于女性的腹部,是一个介于膀胱和直肠之间,中空的器官。宫颈位于子宫的下半部的一个较窄的部分,子宫颈的开口通到女性阴道。它的功能是月经流出的通道,也是阴道微生物及空气进入女性子宫的屏障,另外还能抵挡性生活时受到的刺激引起炎症反应。如果发生宫颈癌,夫妻性生活将无法融洽进行。

(3) 长期威胁心理健康

患有宫颈癌的女性,心理上就会发生前所未有的压抑感,以致不能

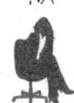

正确面对生活、工作，极大程度地影响了她们的心理健康。

2.6 引发宫颈癌的原因

关于宫颈癌（即子宫颈癌），早婚、早育、多产及性生活紊乱的女性有较高的患病率。目前也有认为包皮垢中的胆固醇经细菌作用后可转变为致癌物质，也是导致宫颈癌的重要诱因。

原因一 与性生活、婚姻的关系

性生活过早（指18岁前即有性生活）的女性，其宫颈癌的发病率较18岁以后开始性生活的要高4倍。未婚及未产妇女患宫颈癌的概率极低。多次分娩且围产期保护及分娩过程不顺，也会增加宫颈癌的发生率。

原因二 病毒或真菌感染

单纯疱疹病毒Ⅱ型、人乳头瘤病毒、人巨细胞病毒以及真菌感染可能与宫颈癌的发生有关。

原因三 宫颈糜烂、裂伤与外翻

子宫颈容易遭受各种物理、化学和生物等因素刺激，包括创伤、激素和病毒等，易发生宫颈糜烂、裂伤与外翻。

原因四 久坐不动

久坐不动会使毒素累积，因此，预防宫颈癌需要多运动。

原因五 其他行为因素

吸烟作为HPV感染的协同因素可以增加子宫颈癌的患病风险。此外，营养不良、卫生条件差、口服避孕药等也可导致疾病的发生。

2.7 宫颈癌的高危人群

女性宫颈癌已经成为女性乳腺癌外的第二大肿瘤疾病。那么，哪些人是宫颈癌的高发人群？

（1）人乳头瘤病毒（HPV）感染者

资料显示，99.6%宫颈癌因HPV感染引起。

（2）多性伴侣者

研究表明，性伴侣数≥10个者在宫颈癌新发病例中占36%，说明多个性伴侣与宫颈原位癌及宫颈癌均有明显的相关性。这是因为精子进入阴道后产生一种精子抗体，这种抗体一般在4个月左右方能完全消失。如果性伴侣多，性生活过频，则会产生多种抗体（异性蛋白），所以更容易患宫颈癌。

（3）早婚多育者

调查报告显示，20岁以前结婚的患病率比21~25岁者高3倍，比26岁以后结婚者高7倍。同时宫颈癌的发生率随产次增加而递增，7胎以上比1~2胎的妇女高10倍以上。

（4）年龄在40岁以上的女性

20岁以前的女性患宫颈癌概率较低，20~50岁宫颈癌高发，50岁以后发病率下降，近年有年轻化趋势。调查确诊的宫颈癌9例中，年龄主要在34~48岁，其中40岁以下者占33.3%，40~48岁者占66.6%。

（5）宫颈不典型增生者

宫颈不典型增生者，特别是中度和重度患者，若不积极治疗，也可能转化为宫颈癌。

（6）口服避孕药、吸烟者

长期口服避孕药易诱发宫颈癌。吸烟作为HPV感染的协同因素可增加宫颈癌的患病风险。

2.8 宫颈癌的分期

宫颈癌根据病情的不同可以对它进行分期，每个阶段的情况都是不一样的，而相应的治疗方法也各有不同，下面我们来具体了解一下。

第零期	癌组织局限于子宫颈上皮层内、未突破基底，也称原位癌。
第一期	癌细胞只局限在子宫颈部位。而从第一期开始，癌症已经开始有了侵犯的现象。

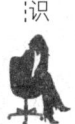

| 第二期 | 癌细胞已经侵犯到阴道但未达阴道下1/3或已侵犯宫旁的结缔组织但未达盆壁。 |

| 第三期 | 癌细胞已经侵犯到阴道的下1/3，或是已经侵犯到了骨盆腔，双肾积水。 |

| 第四期 | 癌细胞已经突破生殖器官部分，或是已经超过了骨盆腔的范围而直接侵犯了直肠或膀胱，甚至发生了远程的转移。 |

2.9 宫颈癌早期症状有哪些

宫颈癌是我国女性生殖系统常见的恶性肿瘤，其早期诊断，早期综合治疗对预后有着非常大的影响。因此，对子宫颈癌早期的症状要有足够的重视，发现症状要及时就医，才能得到早诊断、早治疗。

（1）患者多伴有宫颈糜烂

一般宫颈癌患者多伴有宫颈糜烂，重度宫颈糜烂是发生癌变的主要原因。年轻女性宫颈糜烂经久不治，或是更年期后仍有宫颈糜烂，应该引起重视。

（2）接触性出血是宫颈癌最突出的症状

宫颈癌患者70%～80%有阴道出血现象。多表现为性交后或行妇科检查，或用力排便时，阴道分泌物混有鲜血。应引起重视，及时就医。

（3）绝经后阴道不规则出血

绝经后的女性，突然无任何原因又"来潮了"。出血量常不多，而且不伴有腹痛、腰痛等症状，极易被忽视。其实，这种阴道不规则出血常是宫颈癌的早期征兆，应及时治疗。

（4）下腹或腰骶出现疼痛，甚至痛连上腹部、大腿部及髋关节

每到月经期、排便或性生活时加重，尤其当炎症向后沿子宫骶韧带扩展或沿阔韧带底部蔓延，形成慢性子宫旁结缔组织炎，子宫颈主韧带增粗时，疼痛更甚。每触及子宫颈时，立即引起髂窝、腰骶部疼，有的患者甚至出现恶心等症状，影响性生活。

（5）阴道分泌物增多，黏性大，有时带血丝

临床上75%～85%的宫颈癌患者有不同程度的阴道分泌物增多。大

多表现为白带增多,后来多伴有气味和颜色的变化。生育年龄患者不再有白带性状与量的周期性变化,绝经后患者则一反常态,白带量有所增多,且具黏性,有时血性。这种白带异常的表现,包括量的增多与其性质的改变,是子宫颈癌的早期症状。

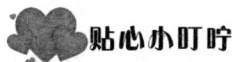贴心小叮咛

> 如果在性生活结束之后有少量不规则的出血情况,则要引起重视,极有可能是宫颈癌的早期症状。

2.10 宫颈癌的晚期症状

有资料显示,我国每年约有5.3万女性死于宫颈癌,居女性癌症死亡的第2位。宫颈癌晚期的症状如下。

阴道出血 ⇒	阴道不规则出血是晚期宫颈癌的主要的症状(80%~85%),尤其是绝经后的阴道出血更应引起注意。阴道出血量可多可少,这往往是肿瘤血管破裂所致,尤其是菜型肿瘤出现流血症状较早,如果出血频发,失血多可导致严重的贫血。晚期病例可出现阴道大量出血以致休克,多见于侵蚀性生长的肿瘤。
阴道分泌物增多 ⇒	多发生在阴道出血以前。最初阴道分泌物可能没有任何气味,随着癌瘤的生长,癌瘤继发感染、坏死则分泌物量增多,如淘米水样或混杂血液,并带有恶臭味。肿瘤向上蔓延累及宫内膜时,阴道分泌物被颈管癌组织阻塞,不能排出,可以形成宫腔积液或宫腔积脓,患者可出现下腹不适、小腹疼痛、腰痛及发烧等症状。
疼痛 ⇒	疼痛也是晚期宫颈癌的症状之一。随着肿瘤细胞的延伸,侵犯骨盆壁,压迫周围神经,临床表现为坐骨神经或一侧骶、髂部的持续性疼痛。肿瘤压迫或侵蚀输尿管,管道狭窄、阻塞导致肾盂积水,表现为一侧腰痛,甚至剧痛,进一步发展为肾功能衰竭,以致尿毒症等更加恶劣的症状。

| 发热 | ⇒ | 晚期患者因癌瘤组织的代谢,坏死组织的吸收或合并感染而引起发热,晚期宫颈癌的症状出现时患者的体温一般在38℃左右,少数可达39℃以上。由于出血、消耗而出现贫血、消瘦甚至恶病质。 |

| 其他症状 | ⇒ | 随着癌细胞的扩散,严重的可形成膀胱—阴道瘘;当癌肿侵犯直肠时,有排便困难、便血等症状,严重的出现阴道—直肠瘘。 |

生活小百科

宫颈癌晚期如何护理

现在宫颈癌是一种发病率比较高的疾病,并且往往是在中晚期才被发现,这是由于宫颈癌和其他肿瘤一样早期症状不明显,到了症状明显时往往已经到了晚期。那么,宫颈癌晚期患者应做好相应的护理工作。

1. 强调均衡营养,注重扶正补虚

宫颈癌患者"内虚"是疾病发生、发展过程中的主要原因。食疗的目的是保证宫颈癌患者有足够的营养补充,提高机体的抗病能力,促进患者的康复,应以扶正补虚为总原则。在扶正补虚的总则指导下,对宫颈癌患者的食疗应做到营养化、多样化、均衡化。

2. 选择抗癌食品,力求有针对性

药食同源,部分食品兼具食疗抗癌作用,可有针对性地选择应用。薏苡仁含有薏苡仁脂,对癌细胞有明显抑制作用。日常生活中的食物如大蒜、豆制品、绿茶等,也都是抗癌良药。

3. 熟悉性味归属,强调辨证施食

宫颈癌与其他疾病一样,患者都有阴阳偏胜、寒热虚实之不同。食物也有寒热温凉、辛甘苦酸咸四气五味之别。热证宜寒凉,寒证宜温热;五味入口,各有所归,甘入脾,咸入肾,苦入心,辛入肺,酸入肝。

综上所述,在宫颈癌的治疗过程中,宫颈癌晚期的护理是其中非常重要的一个部分,一定要多加了解相关知识,科学护理患者,让患者生活更舒心。

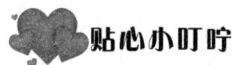 **贴心小叮咛**

> 宫颈癌晚期患者，一般的治疗方法效果并不突出，这个时候患者的身体较弱，免疫力低下，因此，宫颈癌晚期患者饮食应选高蛋白、高热量的食品，如牛奶、鸡蛋、牛肉、甲鱼、赤小豆、绿豆、鲜藕、菠菜、冬瓜、苹果等。

2.11 宫颈癌容易与哪些疾病混淆

宫颈癌是妇科疾病中极为常见的，这也让越来越多的女性患者重视这个病，而由于宫颈癌的早期症状和其他疾病相似，因此在平时要多注意观察，及时治疗。

混淆一 易与子宫颈糜烂混淆

> 宫颈糜烂可有月经间期出血，或接触性出血，阴道分泌物增多，检查时宫颈外口周围有鲜红色小颗粒，拭擦后也可以出血，故难以与早期宫颈癌鉴别。可做阴道脱落细胞学检查或活体组织检查以明确诊断。

混淆二 易与子宫颈外翻混淆

> 子宫颈外翻的黏膜过度增生，也可呈现高低不平，较易出血。但外翻的宫颈黏膜弹性好，边缘较整齐。阴道脱落细胞学检查或活检可鉴别。

混淆三 易与子宫颈息肉混淆

> 临床上子宫颈息肉可有月经间期出血，或接触性出血。但宫颈息肉表面光滑，弹性好，病理可明确诊断。

混淆四 易与宫颈湿疣混淆

> 宫颈湿疣表现为宫颈赘生物，表面多凹凸不平，有时融合成菜花状，可进行活检以鉴别。

混淆五 易与子宫内膜癌混淆

> 子宫内膜癌有阴道不规则出血，阴道分泌物增多。子宫内膜癌累及宫颈时，检查时颈管内可见到有癌组织堵塞，确诊须作分段刮宫送病理检查。

混淆六 与其他宫颈良性病混淆

> 子宫黏膜下肌瘤、子宫颈结核、阿米巴性宫颈炎等，可通过活检与宫颈癌鉴别。

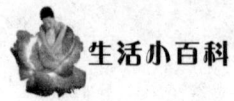 生活小百科

宫颈癌的确诊方法

了解各种疾病，早预防或者早发现，都是极其重要的。下面具体介绍宫颈癌的诊断方法。

1. 阴道细胞学检查

阴道细胞学检查是发现早期宫颈癌的方法。由于癌细胞代谢快，凝聚力差，容易脱屑，取材及检查方法简便，准确率高，目前已普遍作为宫颈癌普查筛选的首要方法。

2. 阴道显微镜检查

宫颈涂以1%甲苯胺蓝染色，能放大100～300倍，可以观察细胞结构，根据细胞的形态、排列、大小和核的大小、形态、着色深浅及毛细血管图像等进行分类诊断。但此法不能代替活检，所以实用性较小。

3. 阴道镜检查

阴道镜检查的缺点是不能观察颈管内癌瘤，镜下所见异常上皮并非均为癌，也不能鉴别有无浸润，对有阴道狭窄、宫颈表面坏死、出血的病例亦不适用。阴道镜下进行瞄准活检，比盲目活检准确性高。采用镜下活检加颈管搔刮，基本上可以代替宫颈锥切。

4. 宫颈活体组织检查

取材方法有可疑部位或诊断为癌部位四点常规取材；碘不着色区多

点取材加颈管搔刮和在阴道镜下取材等。协和医院报道，阴道镜下活检的癌漏诊率为5.5%，碘不染区多点活检的癌漏诊率为4.3%，二者结果相近。活组织病理检查是诊断子宫颈癌最可靠的依据。对阴道细胞学、阴道镜检查可疑或阳性，对临床表现可疑宫颈癌或子宫颈其他疾病不易与宫颈癌鉴别时，均应进行活组织检查。

2.12 宫颈癌的治疗方法

方法一 放射治疗

> 为宫颈癌的首选疗法，放射范围包括子宫颈及受累的阴道、子宫体、宫旁组织及盆腔淋巴结。适用于中晚期患者、全身情况不适宜手术的早期患者、宫颈大块病灶的术前放疗、手术治疗后病理检查发现有高危因素的辅助治疗。

方法二 手术治疗

> 采用广泛性子宫切除术和盆腔淋巴结消除。切除范围包括全子宫、双侧附件、阴道上段和阴道旁组织以及盆腔内备组淋巴结（子宫颈旁、闭孔、髂内、髂外、髂总下段淋巴结）。手术要求彻底、安全、严格掌握适应症、防止并发症。

方法三 化学治疗

> 到目前为止子宫颈癌对大多数抗癌药物不敏感，化疗的有效率不超过15%，晚期患者可采用化疗、放疗等方法综合治疗。

生活小百科

宫颈癌的术前护理

宫颈癌是一种严重威胁女性健康的疾病，手术是治疗宫颈癌的主要手段，宫颈癌的术前护理主要包括以下几个方面。

1. 消除紧张情绪

患者常因情绪激动或彻夜不眠带来血压、呼吸、胃肠、神经、内分泌等方

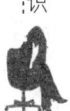

面的改变，对手术治疗不利。家属应从关怀、安慰、解释、鼓励着手，协助医护人员做好手术必要性和重要性的解释工作，帮助患者消除紧张情绪。

2. 术前饮食调理

肿瘤为一种消耗性疾病，营养不良可使蛋白质和维生素不足，能明显降低麻醉和手术耐受性，影响创口愈合，且易出现肺部或创口感染。因此，术前应尽可能补充营养，加强营养。

3. 注意口腔卫生

术前应协助患者注意口腔卫生，早晚刷牙，饭前漱口，矫治口鼻疾患，以免口腔、鼻咽部细菌被带入下呼吸道，在手术后抵抗力低的情况下，可能导致肺部感染等并发症。若患者有活动假牙，应在进手术室前摘下，防止麻醉时脱落，甚至被误吸入气管或嵌顿于食管。

4. 皮肤的护理

术前一日，协助做好手术区域和全身皮肤清洁，避免术后切口感染。如除去术区毛发、污垢，修剪指（趾）甲，更换清洁衣裤，注意不受凉感冒。如发热或妇女月经来潮等，应告知医生推迟手术。

5. 适应手术后需要的训练

术前练习深呼吸、咳嗽、咳痰等动作，对于剖胸、开腹手术后需要深呼吸者很重要，可有助于减少术后肺部并发症。

2.13 宫颈癌的治疗误区

因宫颈癌的治疗是一个长期性、综合性的过程，在日常生活和临床治疗中，许多人对宫颈癌还存在很多认识和治疗上的误区，主要表现在以下几个方面。

误区一　宫颈癌无法预防

其实人们的行为习惯，如多个性伴侣、吸烟等不良生活习惯，都会大幅增加癌症风险，因此改变这些生活状态、定期体检都能减少发病率。建议9岁以上的女性都应该接种宫颈癌疫苗，做好预防可以减少患宫颈癌的风险。

误区二 手术即为治愈

部分患者和家属缺乏医学常识，不了解恶性肿瘤的转移性和侵袭性，肿瘤细胞可经淋巴和血液向全身转移。术后盲目乐观，不重视后续治疗，也有部分患者害怕放、化疗的毒副作用而放弃后续治疗。

误区三 出院后不再复查

定期复查，重视后续治疗，对症状好转的宫颈癌患者尤为重要。部分患者在手术、放化疗结束后，症状缓解或肿块消失后，放弃后续治疗，结果肿瘤复发或发生转移，使治疗前功尽弃。

误区四 迷信秘方、偏方

由于患者求治心切，盲目迷信秘方、偏方和所谓的治癌专家，不仅浪费了钱财，还失去了最佳治疗时机。因此患者一定要选择正规的医疗机构进行治疗并选择国家批准生产的正规宫颈癌用药。

误区五 依赖营养食品

营养品、保健品不是药品，不能代替正规药品起到癌症治疗的作用。患者一定要坚持正规长期治疗的方案，有针对性地选择合适的用药。只有配合医生的治疗方案才能获得最好的宫颈癌治疗效果。

误区六 过分依赖宫颈癌疫苗

目前宫颈癌疫苗只对4种类型的人乳头瘤病毒有预防作用，但针对其他引起宫颈癌的诱因，新疫苗依然束手无策。

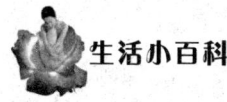 生活小百科

宫颈癌疫苗常识

1. 什么是宫颈癌疫苗

宫颈癌疫苗主要成分为衍生自第6、11、16、18型人乳突病毒的非活性蛋白，是用病毒的外套所制造成的疫苗。

2. 宫颈癌疫苗能抵抗所有 HPV 感染吗

目前还没有一种疫苗能抵抗所有 HPV 感染，目前的宫颈癌疫苗主要是针对 HPV6、11、16、18 型。

3. 什么时候注射宫颈癌疫苗最合适

宫颈癌疫苗愈早注射愈好，在未有性行为前注射疫苗最有效，根据每个国家标准不同，各地的注射年龄也存在差异。

4. 宫颈癌疫苗安全吗

宫颈癌疫苗并不绝对安全，根据个人体质可能会出现发热、晕、肿、痛等副作用。

5. 注射宫颈癌疫苗是终生有效吗

目前宫颈癌疫苗一般有效作用时间为 5~7 年。对于宫颈癌病变已经发生的女性，还没有证据表明疫苗可以逆转宫颈癌的形成，也无证据确定疫苗是否终生有效。

2.14 宫颈癌的预防方法

女性要对宫颈癌多加重视，应掌握宫颈癌的预防方法，提前认真做好宫颈癌的预防工作。

方法一　保持营养均衡

保持女性机体的营养均衡是宫颈癌的一个重要预防方法，保持充足的饮食营养供给，避免营养缺乏，如均衡摄入一些抗氧化的微量维生素，可有效预防宫颈癌的发生。

方法二　禁止吸烟

女性吸烟是引发宫颈癌的原因之一，长时间的吸烟可削弱机体的保护因素，增加浸润性宫颈癌的发生率，尤其是鳞状细胞癌。

方法三　提倡晚婚、少育

我们提倡晚婚、少育，且性生活适度，可有效预防宫颈癌的发生。早婚、多产、性伴侣过多、性生活过频都会诱发宫颈癌。

方法四 避免口服避孕药

女性患上宫颈癌,多与长期使用口服避孕药有关。使用避孕药的时间越长,发生宫颈癌的概率越大。

2.15 宫颈癌的保健常识

随着我国越来越完善的防癌工作的开展,很多宫颈癌能在早期被发现,因此晚期癌较过去大大减少。那么,远离宫颈癌应该做好哪些预防和保健工作呢?

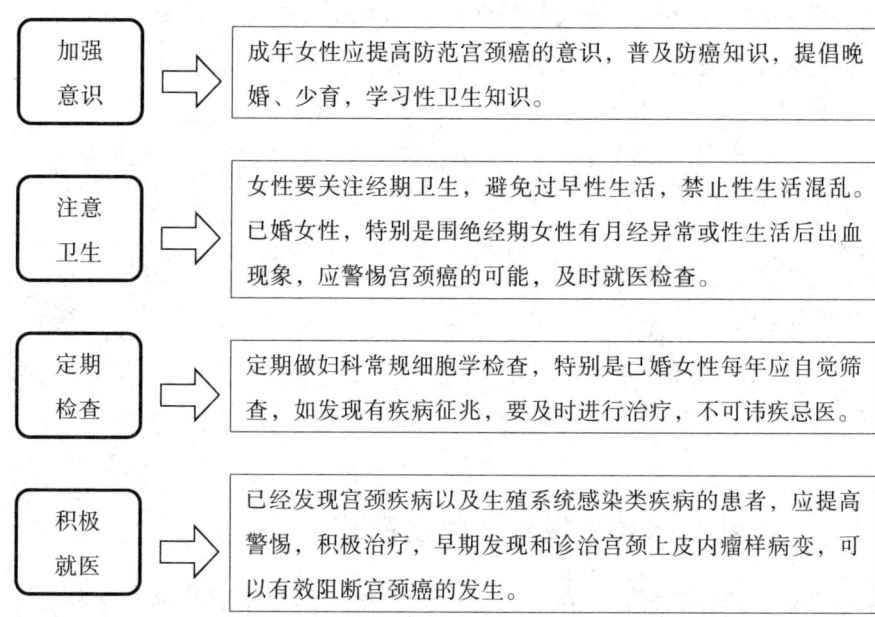

加强意识	➡	成年女性应提高防范宫颈癌的意识,普及防癌知识,提倡晚婚、少育,学习性卫生知识。
注意卫生	➡	女性要关注经期卫生,避免过早性生活,禁止性生活混乱。已婚女性,特别是围绝经期女性有月经异常或性生活后出血现象,应警惕宫颈癌的可能,及时就医检查。
定期检查	➡	定期做妇科常规细胞学检查,特别是已婚女性每年应自觉筛查,如发现有疾病征兆,要及时进行治疗,不可讳疾忌医。
积极就医	➡	已经发现宫颈疾病以及生殖系统感染类疾病的患者,应提高警惕,积极治疗,早期发现和诊治宫颈上皮内瘤样病变,可以有效阻断宫颈癌的发生。

 **生活小百科**

子宫自检法

尽早发现肌瘤,并把它扼杀在萌芽状态非常关键。女性可通过以下4种方法自查,及早发现肿瘤:

1. 观血

月经增多、接触性出血等,常常由于宫颈或宫体发生肿瘤所致,所以，除正常月经以外的出血，都要究其原因，以备对症诊治。

2. 观带

正常白带是少量略显黏稠的白色分泌物，随着月经周期会有轻微变化，但脓性、血性、水样白带等都是不正常的。

3. 自摸肿块

清晨，空腹平卧于床，略弯双膝，放松腹部，用双手在下腹部按触，由轻浅到重深，肿块是可以发现的。

4. 感觉疼痛

下腹部、腰背部或骶尾部等疼痛，都要引起注意。因为有时候，疼痛就是肿瘤的自我暴露，如肿瘤发生带扭转、破裂或变性等，都会引起腹部疼痛。

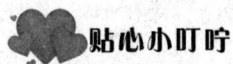贴心小叮咛

> 宫颈癌虽危险，但它也有自己的"软肋"。就目前来看，从一般的宫颈癌前病变发展成为宫颈癌需要8年左右的时间。从这个角度看，宫颈癌是一种可预防、可治愈的疾病，关键是要定期进行妇科检查，及时发现和治疗宫颈癌前病变，终止其向宫颈癌的发展。

2.16 宫颈癌与生活习惯密切相关

患有宫颈癌的患者，在患病之前诱发疾病的因素有很多，往往就是一些患者不注意预防，在生活中由不良的生活习惯而造成的，要想预防疾病的发生，就要纠正一些不良的生活习惯。

（1）注意卫生

平时应注意外阴及内裤的清洁，注意经期卫生，能够有效预防宫颈癌。

（2）勤洗手

饭前便后要洗手。

（3）不要吸毒、吸烟、酗酒

（4）穿着透气、宽松的纯棉内裤

霉菌易在潮湿温暖的环境中生存，因此应该穿着透气、宽松的纯棉内裤，可以防止霉菌、宫颈炎症状的发生。

（5）保持无菌的生活环境

有性生活的女性应该保持干净清爽的床单。

（6）改变不良的生活方式

高脂肪、高热量的食物加上缺少运动，对人们的身体健康非常不利。

（7）多食蔬菜及水果

各类生菜、深绿色蔬菜及水果，也对不同癌症具预防效果。据专家研究，六至七成癌症是可预防的，其中三至四成可从饮食调整来改善。

2.17 预防宫颈癌的饮食要求

预防宫颈癌的饮食中也有许多需要注意的事项。

（1）应多吃黄豆与其制品

如豆腐、豆浆、豆干，蔬菜类的芹菜、花椰菜、毛豆、甜豆等食物。因这些食物可补足植物性雌激素，植物性雌激素内含的异黄酮素、木质素都被科学家认为有抗氧化的作用。植物性雌激素可抑制子宫颈腺癌与鳞状表皮细胞癌的生长，抑制细胞分裂，能有效地阻止癌细胞侵犯或转移。

（2）补充微量元素锌和硒

锌和硒对免疫细胞的产生和功能发挥有着极为重要的作用。科学研究表明，体内锌和硒的水平过低会引起免疫系统功能低下。现已发现宫颈癌与微量元素锌和硒有关。这些微量元素的不足导致宫颈癌、乳腺癌的发病率明显增高。在膳食中补充锌和硒尤其重要。含微量元素锌和硒多的动物性食物是：牡蛎、鱼、瘦肉、动物内脏、蛋、牛肾、猪肾、虾等，蛋类中含锌最高。植物性原料中含锌和硒多的食物是：食用菌类、紫菜、芝麻、花生、小麦胚粉、坚果类等。

（3）补充维生素C的摄入

由病毒引起的癌症的例子已越来越多，而维生素C可以抑制病毒所

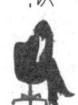

造成的伤害,这一点非常重要。近来科学家已发现维生素C有十几种增强免疫的作用,包括对抗体的产生、促进免疫细胞的成熟速度等。另外,维生素C也与宫颈癌发病率有关,有关资料调查表明,维生素C摄入量增加时,患子宫颈癌危险降低。含维生素C多的蔬菜是:菜花、白萝卜、土豆、小白菜、油菜等绿色蔬菜。

(4) 补充β-胡萝卜素

β-胡萝卜素在体内会转化为维生素A,有助于保护免疫系统免受自由基分子的攻击,并具有明显的免疫增强作用。据科学家观察,患宫颈癌患者血中β-胡萝卜素低于对照组,β-胡萝卜素摄入量低为宫颈癌危险因素。含维生素A多的动物性食物是:动物的肝脏和鸡蛋等。含β-胡萝卜素丰富的植物性食物是:菠菜、油菜、苋菜、莴苣叶和南瓜等。

早日的正确的护理对宫颈癌患者有很多的好处,生活中人们不能忽视宫颈癌的影响,同时对于宫颈癌的症状我们也要注意了解,早日地发现宫颈癌疾病的症状,积极地治疗宫颈癌疾病,让宫颈癌疾病产生的痛苦早日远离我们的生活。

营养小贴士

宫颈癌的实用食疗

◆ **五花利湿茶**

原料:金银花、菊花、葛花、鸡蛋花、槐米花、木棉花各15克,土茯苓、生苡仁各30克,甘草6克。

做法:将全部药材浸入6碗水中约10分钟,武火煮沸,文火煮40分钟左右,滤出药渣,加入适量冰糖即可。代茶饮。

营养功效:清热解毒,利湿抗癌。

适用范围:用于宫颈癌、溃疡合并感染者,表现为白带增多、大肠癌、食管癌、肝癌、鼻咽癌、肺癌、膀胱癌等表现为湿热内阻者。

注意事项:使用时以湿热内蕴,以口干口苦,便秘尿黄,舌红,苔黄,脉数为要点。若体质虚衰,寒证明显者忌用。

◆ **苡仁芡实冬瓜汤**

原料:生苡仁50克、芡实50克、排骨100克、冬瓜500克做法：

（1）先将生苡仁、芡实洗净，用清水浸泡1小时。

（2）排骨斩件，冬瓜切块。

（3）先将生苡仁、芡实、排骨放入瓦煲用中火煮1小时左右，然后放入冬瓜再煮半小时，加入食盐，调味即可。

营养功效：健脾利湿。

适用范围：用于宫颈癌证属湿毒内阻，局部有溃疡或坏死，渗流黄臭液体，小腹坠胀，进食减少者。其他恶性肿瘤证属湿毒内阻者亦可使用。

注意事项：本方以健脾利湿为主，若久病体质极度虚寒，大便溏泻者慎用。

◆ **首乌生地乌鸡汤**

原料：何首乌60克，生地30克，乌鸡500克，生姜5片

做法：

（1）将乌鸡洗净斩件备用。

（2）将何首乌、生地洗净切片。

（3）把全部用料放入瓦煲内，加水适量，文火煮2小时，调味即可。饮汤食肉。

营养功效：滋阴补血。

适用范围：用于宫颈癌阴虚血亏，贫血，恶液质，症见形体消瘦，面色萎黄无华，爪甲苍白，或阴道不规则出血者。

注意事项：本方以滋补阴血为主，若有外感发热者忌用。

2.18 宫颈癌患者术后饮食护理

手术是宫颈癌患者一般首选的治疗方法，但手术也存在缺陷，风险较大，创伤大，治疗不彻底，术后易复发转移。所以术后要注意一方面采用正确的宫颈癌术后饮食调理来促进患者身体的恢复；另一方面要结合放疗、化疗、生物 DC－CIK 免疫疗法等来进一步清除残余癌细胞，防止复发转移，提高免疫力，提高术后5年的生存率。

宫颈癌术后饮食调理如下:

(1) 术后饮食上应营养全面

高蛋白,高维生素,低脂低盐饮食,少吃或不吃辛辣刺激、肥甘厚腻、烧烤、腌制等食物,平时进食定时定量,合理营养为原则。

多食用比如鱼、瘦肉、蛋、大豆制品、香菇、大枣等。同时注意调整心理,适当的运动,这对康复都是非常有益处的。

(2) 术后饮食调养以补气养血,生精填精之膳食

如山药、桂圆、桑椹、枸杞、猪肝、甲鱼、芝麻、驴皮胶等。

此外,患者的饮食调养还应该注意养血滋阴,可食用牛肉、猪肝、莲藕、木耳、菠菜、芹菜、石榴、菱角等。若因放疗而出现放射性膀胱炎和放射性直肠炎时,则应给予清热利湿,滋阴解毒作用的膳食,如西瓜、薏苡仁、赤小豆、荸荠、莲藕、菠菜等。

还要注意健脾补肾,可用山药粉、薏米粥、动物肝、胎盘、阿胶、甲鱼、木耳、枸杞、莲藕、香蕉等。

(3) 患者阴道出血多时,应食用补血的食物

如藕、山楂、黑木耳、鹌鹑蛋等。化疗时以健脾补肾为主,可用阿胶、甲鱼、木耳等。放疗时饮食调理以养血滋阴为主,可食用肉类、鸭蛋、木耳、油菜、莲藕等。手术后应补气养血,可用山药、桂圆肉、枸杞、猪肝等。

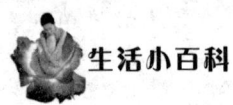 生活小百科

宫颈癌的术后护理常识

宫颈癌患者手术后的护理应注意以下几方面:

1. 体位

术毕回病房后应给予去枕平卧位,6小时后予半卧位(改换体位时间根据麻醉要求而定)。

2. 饮食

禁食6小时后予全流质饮食,术后第1天开始口服四磨汤;肛门排

气后予半流质饮食;排大便后进普食。

3. 功能锻炼

术后翻身每2小时1次,被动活动下肢,术后3天下床活动。

4. 病情观察

术后密切观察血压、脉搏、呼吸,每30～60分钟测量1次至平稳;注意伤口敷料有无渗血,并及时更换敷料;观察引流管是否通畅,引流液的颜色及量,做好记录。术后12小时引流液为血性,但引流量不超过300毫升。如12小时后引流液色鲜红且量增加,则有内出血可能,应及时通知医师做出相应处理。

5. 导尿管护理

妥善固定,防止脱落;留置导尿管期间每天外阴抹洗2次;鼓励患者多饮水,每天饮水量达2000毫升以上,以稀释尿液,达到冲洗膀胱的作用;术后第7天开始夹闭尿管,每2～3小时开放1次,晚间一直开放,以锻炼膀胱收缩功能;尿管拔出后,嘱患者每1～2小时排尿1次;拔管后仍不能自行排尿者,或拔管后测残余尿量>100毫升时,应重新留置导尿管,继续训练膀胱功能。

营养小贴士

宫颈癌患者食谱

◆ **羊鱼鲜汤**

原料:羊肉300克、鲜河鱼1条(500克)、白萝卜1根

做法:羊肉切成大块,放入滚水中,同切片的萝卜煮15分钟,汤和萝卜弃之;羊肉放入锅内,加适量水、葱、姜、酒,煮至熟透。将鱼用豆油煎透后,放入肉锅内煮30分钟。汤中加盐、香菜、蒜苗、葱末即成。

用法:喝汤吃肉。

营养功效:主要用于宫颈癌术后的调养。

◆ **浓汁鹌鹑蛋**

原料:鹌鹑蛋20个、洋葱半根、胡萝卜80克、芦笋80克、香茄4个、青椒1只,糖、醋、番茄酱、料酒及麻油各适量

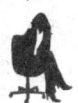

做法：蛋煮熟去壳。蔬菜切成小块。胡萝卜煮至刚熟。碗中依次放入汤料200毫升、砂糖40克、醋45毫升、料酒15毫升、番茄酱20克、麻油5毫升调成料汁；将蛋和蔬菜先炒一下，倒入料汁略煮一下即可食用。

用法：随意食用。

营养功效：养血滋阴，主治宫颈癌慢性出血所致贫血。

2.19 宫颈癌患者的心理表现

宫颈癌症状表现，不仅体现在身体上，还会体现在心理上。一般来说，不同宫颈癌患者，在患病以后其心理的状态是不一样的。

（1）易怒

易怒是宫颈癌患者常见的心理表现之一。临床上，不少宫颈癌患者会愤怒地想为什么是自己，经常抱怨、挑剔甚至斥责医护人员与家属，这类宫颈癌患者表现为生气与愤怒，充满怨恨，难以接近，既而不与医护人员合作，拒绝做常规治疗。

（2）接受

宫颈癌发病后，少数宫颈癌患者选择接受，尤其是一些晚期宫颈癌患者来说，内心已有准备，焦虑、恐惧、悲哀也都随之消失，看似安详，身心均已衰弱，对周围任何人和事物都不感兴趣。

（3）否认

不少宫颈癌患者确诊后，往往感到难以置信，甚至会有侥幸思想，此期患者会迫切求医，寻求最好的药物、最先进的方法给其治疗疾病，但对待是否患宫颈癌仍抱有侥幸心理。

（4）忧郁

忧郁也是宫颈癌患者常见的症状表现之一。尤其是随着病情的进展，会更加表现出明显的忧郁和悲哀，不能正常饮食，没有好的睡眠及很强的失落感，甚至有轻生的念头。

宫颈癌患者出现种种心理上的症状，这是常见的情况。因此，在治疗期间，一定要结合宫颈癌患者出现的心理问题，及时给予相应的心理治疗，让其积极地做好宫颈癌的防治工作，这样才能早日摆脱宫颈癌疾病。

第3章 两癌筛查

3.1 两癌筛查指的是什么

两癌指的是宫颈癌和乳腺癌。两癌筛查就是指通过先进的检查手段，排查出受检者是癌症还是一般的妇科疾病。

两癌筛查的目的：将这两种危害女性健康的癌症，尽早地排除出来。做到早诊断、早发现、早预防、早治疗。

两癌筛查的意义在于乳腺癌和宫颈癌都是容易早期发现、早期预防的，一般恶性肿瘤早期发现比晚期发现在预后效果上会好很多。

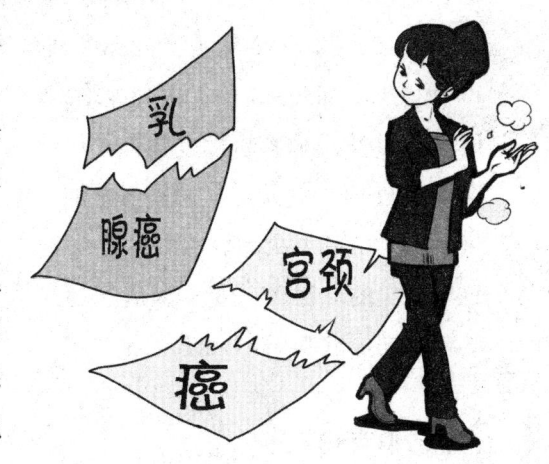

通过两癌筛查的办法降低乳腺癌及宫颈癌的发病率，其经济意义和社会意义都是非常明显的。

3.2 乳腺癌筛查的好处

乳腺癌筛查对于女性来说，主要有以下三个方面的益处。

（1）治愈率高

在筛查检出的乳腺癌中，Ⅰ期癌的治愈率达到90%以上，可以大幅度提高治愈率。

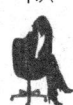

（2）破坏性小

早期乳腺癌可以采用破坏性较小的保乳手术，因此不但能治愈，而且能保持很好的生活质量。

（3）治疗简单

由于治疗较简单，可以避免昂贵的化疗药物带来的经济负担及痛苦。

3.3 乳腺癌筛查的适用对象

乳腺癌虽说是恶性肿瘤，但只要把握住早期的最佳治疗时机，尽早干预，近九成早期患者可以完全治愈。

（1）一般人群建议从40周岁开始

40~59岁：每年1次乳腺X线检查和临床体检。

60~69岁：每1~2年1次乳腺X线检查和临床体检。

40岁以下：每1~3年1次乳腺临床检查。

推荐乳腺X线和彩超检查联合。

（2）乳腺癌高危人群，可提前参加

每6~12个月1次的乳腺临床体检。

每年1次的乳腺X线检查及乳腺超声检查。

必要时增加乳腺MRI检查。

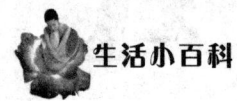 **生活小百科**

八类人群应定期筛查乳腺癌

以下八类人群应定期筛查乳腺癌：

①30岁以上人群。

②发现乳腺增生、肿块且多年未愈。

③未婚、未育、不育者。

④重复、多次流产者。

⑤月经初潮小于12岁，闭经大于55岁的。

⑥高脂肪肥胖、糖尿病患者。

⑦长期、大量服用含有雌激素保健品者。

⑧有乳腺癌家族史的。

3.4 乳腺癌筛查间隔时长

乳腺癌应注重早防早治，以尽可能提高治愈效果。那么一般要间隔多久进行一次乳腺癌筛查呢？

（1）35岁之前，半年至一年进行一次B超检查，选择月经后1~2周。

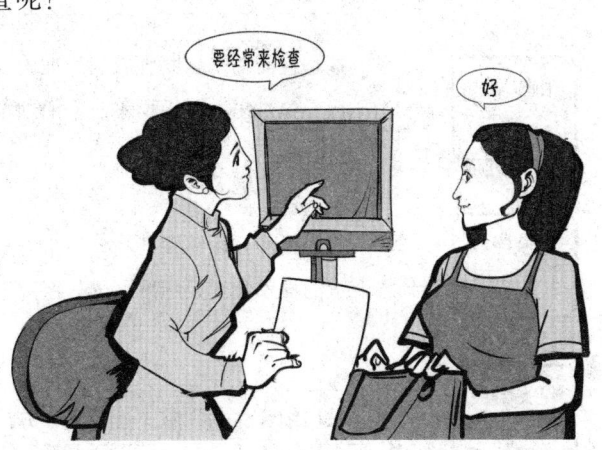

（2）35~40岁，先行B超检查，必要时结合乳腺钼靶检查。

（3）40岁以后，乳腺钼靶结合B超检查，乳腺钼靶筛查时间一般1.5年至2年查一次。如女性发现有疼痛的乳房肿块，应引起高度重视。

乳腺癌筛查时间最好选择在月经周期的第9~11天，这个期间乳腺比较松软，无胀痛，容易发现异常。绝经女性可以选择任何时间进行筛查。

3.5 乳腺癌筛查的常用方法

进行规律性的乳腺检查可早期发现乳房疾病，那么如何检查乳腺疾病呢？目前国际上通行的乳腺癌筛查法有6种。

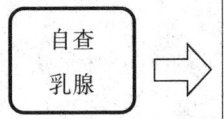 ➡ 即在月经后的7~10天，对着镜子观察两侧乳房，大小形态是否对称、轮廓是否有所改变、乳房表面有无细微变化。此外，还可用手检查两侧乳房里有无结节、增厚及其他异常改变。

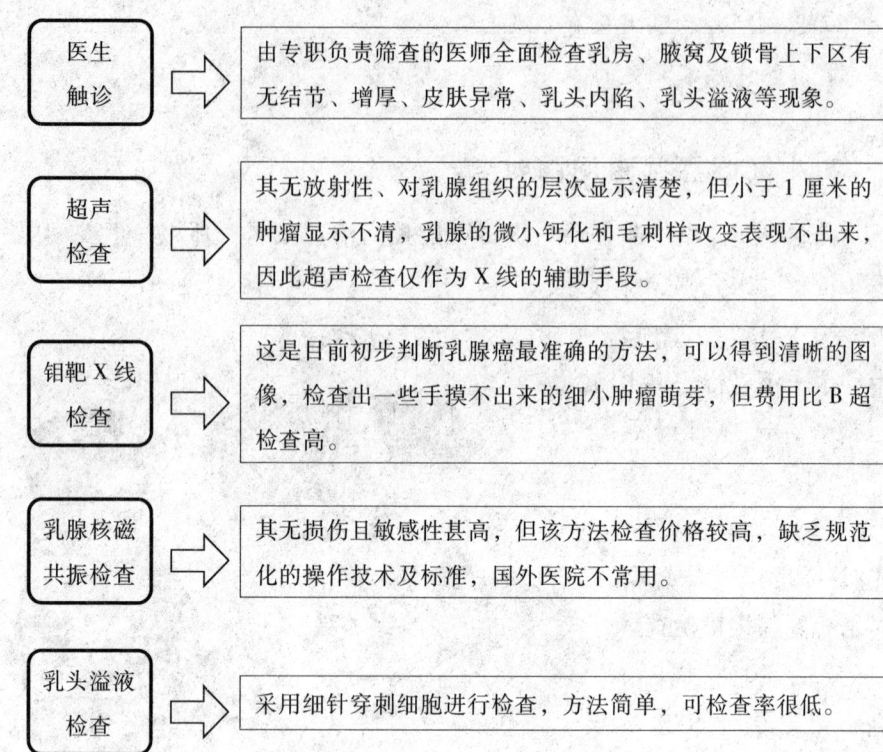

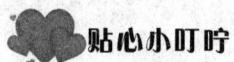

> 国内外专家都一致认为,乳腺 X 线检查是发现和检测女性早期乳腺癌最有效、最灵敏的方法。
>
> 成年女性应每月做一次"乳腺自查",35 岁以上者应至少每年接受一次由专科医生实施的乳腺临床检查,50 岁以上女性则应每两年进行一次乳腺 X 光钼靶检查。

3.6 宫颈癌筛查的意义

宫颈癌是最容易预防的恶性肿瘤之一,预防宫颈癌的方法就是进行宫颈癌筛查。专家介绍进行宫颈癌筛查可以发现早期病变。宫颈表面的细胞在致癌因素的作用下异常增生,经过癌前病变阶段(CIN),发展成为宫颈浸润癌,这一过程大约需要若干年时间。而宫颈位于阴道顶端,通过妇科检查即可窥见，这就为进行宫颈筛查提供了很有利的机会。如果对女性进行定期的宫颈筛查，就可以在癌前病变阶段发现病变，并通过对癌前病变的及时处理，有效地阻止其发展为宫颈癌。

3.7 宫颈癌筛查的适用对象

（1）凡年满18周岁有过性生活的女性。

（2）性生活史1年以上的女性。

（3）初次性生活年龄过早（<16岁）的女性。

（4）已生育的女性。

（5）经常或不定期服用避孕药的女性。

（6）有流产史的女性。

（7）偶有不正常症状出现，一直未就医的女性。

（8）有2个以上性伴侣的女性。

（9）出现白带异常、外阴瘙痒、下腹坠痛、腰酸乏力、月经不调等症状的女性。

（10）保持有性生活特别是30岁左右的女性。

（11）吸烟的女性。

（12）怀疑有HPV感染的女性。

3.8 宫颈癌应间隔多久筛查一次

结婚（或者有性生活）一年以上就开始检查，每年查一次，但是如果HPV是阴性的，筛查时间可以长一些，两三年查一次。HPV阴性的女性发生宫颈癌的概率很低。如果HPV是阳性，发展成宫颈癌的概率要比阴性的人高一百多倍。

月经正常女性，在月经来潮后10～18天为最佳检查时间。

3.9 宫颈癌筛查的常用方法

宫颈癌多发于中年女性，对于宫颈癌的筛查有利于早发现早治疗。其筛查的方法主要有以下几种。

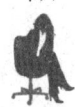

液基细胞学检测方法（TCT）	取宫颈管内脱落细胞置于保存液中，进行病理检查。诊断结果按病变程度分正常细胞、不典型鳞状细胞、低度鳞状上皮内病变、高度鳞状上皮内病变癌。
宫颈活体组织检查	这是诊断宫颈癌最可靠的诊断依据。阴道细胞学、阴道镜检查呈可疑或阳性，临床表现为可疑宫颈癌或宫颈其他疾病不易与宫颈癌鉴别时，均应进行活体组织检查。
阴道镜检查	可直接观察宫颈，反复检查，且无创伤和副作用，当宫颈细胞涂片检查发现异常时，就需做阴道镜检查以确定病变部位，必要时取若干块组织送病理检查，为手术治疗提供依据。
HPV检测	据报道，这种方法是现在比较常见的方法，并且检出率也是比较高的，一般可以达到99.7%，根据其致癌性可分为高危型HPV和低危型HPV。通过HPV检测，可预测宫颈癌的发病风险，以指导筛查的时间间隔，这还是一种随访监测手段，可以判断治疗效果。
传统宫颈细胞涂片	这是最常用的筛查方法，刮取宫颈及宫颈管内的上皮细胞，进行病理检查，诊断结果分正常细胞、良性细胞、可疑癌细胞、高度可疑癌细胞和癌细胞。

生活小百科

TCT宫颈癌筛查注意事项

TCT是一种操作方便，无痛苦的筛查宫颈癌和癌前病变的方法，在做TCT宫颈癌筛查前应注意以下事项：

①在做TCT检查前24小时避免性生活。

②在做TCT检查前24~48小时内不要冲洗阴道或使用阴道栓剂，也不要做阴道内诊。

③如有炎症先治疗，然后再做TCT检查，以免影响诊断结果。

④TCT检查最好安排在非月经期进行。

3.10 宫颈癌筛查注意事项

宫颈癌筛查属于宫颈癌的二级预防，可以有效降低宫颈癌的发病率和死亡率。在做宫颈癌筛查时应注意以下事项：

（1）宫颈癌筛查当日清晨排空大便，检查前10分钟排空小便。

（2）宫颈癌筛查前，若是女性正在进行妇科阴道上药治疗，这时候的妇女应至少停药2天再接受检查。

（3）一定要避开月经期，如有阴道不规则出血，尤其是绝经后出血，必须进行检查的，要告诉医生情况，医生严格消毒后可以进行检查。

（4）在宫颈癌筛查进行时，宫颈脱落细胞学检查前48小时，不要有性生活，避免阴道冲洗，否则不能真实反映宫颈的情况。

（5）若没有过性行为的女性原则上无须做宫颈癌筛查，不做妇科内诊，若因他因素必须要做，须提前告知医生。

（6）进行宫颈癌筛查时一定要放松心情、以平常心对待，因紧张感会让阴道和宫颈的肌肉收缩变小，这样医生取样的时候就会变得困难，而且受检者也会有不适感。

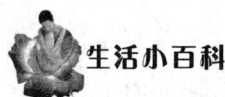 **生活小百科**

子宫切除后是否还需要进行筛查

子宫切除分为全子宫切除（连宫颈一并切除）和次全子宫切除（保留了宫颈）。如因为与宫颈病变无关的原因行全子宫切除，手术后病理检查确定宫颈无病变者，术后无须进行筛查，但仍需按医生要求定期复查。不论何种原因行次全子宫切除、宫颈仍保留者，仍应定期参加宫颈筛查。

附录1 《女职工劳动保护特别规定》

第一条 为了减少和解决女职工在劳动中因生理特点造成的特殊困难,保护女职工健康,制定本规定。

第二条 中华人民共和国境内的国家机关、企业、事业单位、社会团体、个体经济组织以及其他社会组织等用人单位及其女职工,适用本规定。

第三条 用人单位应当加强女职工劳动保护,采取措施改善女职工劳动安全卫生条件,对女职工进行劳动安全卫生知识培训。

第四条 用人单位应当遵守女职工禁忌从事的劳动范围的规定。用人单位应当将本单位属于女职工禁忌从事的劳动范围的岗位书面告知女职工。

女职工禁忌从事的劳动范围由本规定附录列示。国务院安全生产监督管理部门会同国务院人力资源社会保障行政部门、国务院卫生行政部门根据经济社会发展情况,对女职工禁忌从事的劳动范围进行调整。

第五条 用人单位不得因女职工怀孕、生育、哺乳降低其工资、予以辞退、与其解除劳动或者聘用合同。

第六条 女职工在孕期不能适应原劳动的,用人单位应当根据医疗机构的证明,予以减轻劳动量或者安排其他能够适应的劳动。

对怀孕7个月以上的女职工,用人单位不得延长劳动时间或者安排夜班劳动,并应当在劳动时间内安排一定的休息时间。

怀孕女职工在劳动时间内进行产前检查,所需时间计入劳动时间。

第七条 女职工生育享受98天产假,其中产前可以休假15天;难产的,增加产假15天;生育多胞胎的,每多生育1个婴儿,增加产假15天。

女职工怀孕未满 4 个月流产的,享受 15 天产假;怀孕满 4 个月流产的,享受 42 天产假。

第八条　女职工产假期间的生育津贴,对已经参加生育保险的,按照用人单位上年度职工月平均工资的标准由生育保险基金支付;对未参加生育保险的,按照女职工产假前工资的标准由用人单位支付。

女职工生育或者流产的医疗费用,按照生育保险规定的项目和标准,对已经参加生育保险的,由生育保险基金支付;对未参加生育保险的,由用人单位支付。

第九条　对哺乳未满 1 周岁婴儿的女职工,用人单位不得延长劳动时间或者安排夜班劳动。

用人单位应当在每天的劳动时间内为哺乳期女职工安排 1 小时哺乳时间;女职工生育多胞胎的,每多哺乳 1 个婴儿每天增加 1 小时哺乳时间。女职工每班劳动时间内的两次哺乳时间,可以合并使用。哺乳时间和在本单位内哺乳往返途中的时间,算作劳动时间。

第十条　女职工比较多的用人单位应当根据女职工的需要,建立女职工卫生室、孕妇休息室、哺乳室等设施,妥善解决女职工在生理卫生、哺乳方面的困难。

第十一条　在劳动场所,用人单位应当预防和制止对女职工的性骚扰。

第十二条　县级以上人民政府人力资源社会保障行政部门、安全生产监督管理部门按照各自职责负责对用人单位遵守本规定的情况进行监督检查。

工会、妇女组织依法对用人单位遵守本规定的情况进行监督。

第十三条　用人单位违反本规定第六条第二款、第七条、第九条第一款规定的,由县级以上人民政府人力资源社会保障行政部门责令限期改正,按照受侵害女职工每人 1000 元以上、5000 元以下的标准计算,处以罚款。

用人单位违反本规定附录第一条、第二条规定的,由县级以上人民政府安全生产监督管理部门责令限期改正,按照受侵害女职工每人 1000 元以上、5000 元以下的标准计算,处以罚款。用人单位违反本规定附录

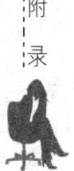

第三条、第四条规定的,由县级以上人民政府安全生产监督管理部门责令限期治理,处 5 万元以上、30 万元以下的罚款;情节严重的,责令停止有关作业,或者提请有关人民政府按照国务院规定的权限责令关闭。

第十四条 用人单位违反本规定,侵害女职工合法权益的,女职工可以依法投诉、举报、申诉,依法向劳动人事争议调解仲裁机构申请调解仲裁,对仲裁裁决不服的,依法向人民法院提起诉讼。

第十五条 用人单位违反本规定,侵害女职工合法权益,造成女职工损害的,依法给予赔偿;用人单位及其直接负责的主管人员和其他直接责任人员构成犯罪的,依法追究刑事责任。

第十六条 本规定自公布之日起施行。1988 年 7 月 21 日国务院发布的《女职工劳动保护规定》同时废止。

附录2 女职工禁忌从事的劳动范围

一、女职工禁忌从事的劳动范围：

（一）矿山井下作业；

（二）体力劳动强度分级标准中规定的第四级体力劳动强度的作业；

（三）每小时负重6次以上、每次负重超过20公斤的作业，或者间断负重、每次负重超过25公斤的作业。

二、女职工在经期禁忌从事的劳动范围：

（一）冷水作业分级标准中规定的第二级、第三级、第四级冷水作业；

（二）低温作业分级标准中规定的第二级、第三级、第四级低温作业；

（三）体力劳动强度分级标准中规定的第三级、第四级体力劳动强度的作业；

（四）高处作业分级标准中规定的第三级、第四级高处作业。

三、女职工在孕期禁忌从事的劳动范围：

（一）作业场所空气中铅及其化合物、汞及其化合物、苯、镉、铍、砷、氰化物、氮氧化物、一氧化碳、二硫化碳、氯、己内酰胺、氯丁二烯、氯乙烯、环氧乙烷、苯胺、甲醛等有毒物质浓度超过国家职业卫生标准的作业；

（二）从事抗癌药物、己烯雌酚生产，接触麻醉剂气体等的作业；

（三）非密封源放射性物质的操作，核事故与放射事故的应急处置；

（四）高处作业分级标准中规定的高处作业；

（五）冷水作业分级标准中规定的冷水作业；

（六）低温作业分级标准中规定的低温作业；

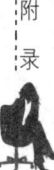

（七）高温作业分级标准中规定的第三级、第四级的作业；

（八）噪声作业分级标准中规定的第三级、第四级的作业；

（九）体力劳动强度分级标准中规定的第三级、第四级体力劳动强度的作业；

（十）在密闭空间、高压室作业或者潜水作业，伴有强烈振动的作业，或者需要频繁弯腰、攀高、下蹲的作业。

四、女职工在哺乳期禁忌从事的劳动范围：

（一）孕期禁忌从事的劳动范围的第一项、第三项、第九项；

（二）作业场所空气中锰、氟、溴、甲醇、有机磷化合物、有机氯化合物等有毒物质浓度超过国家职业卫生标准的作业。